Die Wahrheit über den Epstein Barr Virus

Von der Diagnose über die Therapie und den Umgang mit EBV im Alltag bis zur Heilung

Anna-Lena Tesche

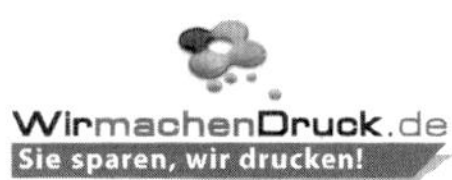

Email: info@edition-lunerion.de
www.edition-lunerion.de

Psiana eCom UG
Berumer Str. 44
26844 Jemgum

INHALT

Von fiesen Viren

Kennen Sie *Jaime Lennister*, den Charakter aus Game of Thrones? Ich frage daher, weil die Lennisters ungefähr so zahlreich und beliebt sind wie Herpesviren. Wenn ich mir die für den Menschen wichtigsten Mitglieder der über 100 Viren starken Herpes-Familie ansehe, dann finden sich dort die Erreger Varicella-Zoster, Herpes Simplex, Zytomegalie und Epstein-Barr als Hauptvertreter des unangenehmen Clans. Bleiben wir bei dem Herpes-Lennister-Vergleich, so ist das Varicella-Zoster-Virus, welches für Windpocken und Gürtelrose verantwortlich ist, eher Tyrion, der „missratene Gnom“: Er liebt Kinder und ist, wenn er sich einmal festgesetzt hat, ausgesprochen lästig und kann seinem Opfer schlimme Schmerzen bereiten. Das Herpes Simplex ist der bekannteste

Bruder der Herpes-Viren und für Lippen- oder Genital-Herpes verantwortlich. Ähnlich wie den Charakter des Joffrey Baratheon möchte man diesen einfach nicht um sich haben, außerdem schlägt er genauso immer wieder und unverhofft schmerzhaft zu, lässt sich nur mit drastischen Mitteln bekämpfen und kann ausgesprochen gefährlich werden. Dann ist da noch Cersei Lennister, boshaft und gemein und er bringt kein gutes Kraut hervor: Wie die Zytomegalie-Viren, welche meist eine harmlos wirkende Symptomatik zeigen, für Schwangere und Kinder jedoch besonders gefährlich sind. Schließlich folgt Jaime, der Königsmörder, der – so wie das hier behandelte Epstein-Barr-Virus (EBV) – oft unverhofft und nachhaltig zuschlägt, was in manchen Fällen zu ungeahnten Folgen führen kann.

Das *Epstein-Barr-Virus* hat viele Namen: Der älteste, geläufige Name entstand 1888, als Doktor Pfeiffer eines der später behandelten Stadien der Krankheit erkannte, epidemiologisch einordnete und in Vorträgen darüber sprach.

Das Pfeiffersche Drüsenfieber, so erkannte der Kinderarzt, verbreitet sich oft innerhalb des Haushaltes der Ersterkrankten und muss somit übertragbar sein. Zu dieser Zeit wusste noch niemand, wie wichtig die Forschung an dieser Erkrankung werden würde und wie wandlungsfähig der Erreger ist. Mittlerweile ist bekannt, dass es sich um ein Virus handelt, dass via

Schmier- und Tröpfcheninfektion, also durch den Kontakt mit dem Speichel des Infizierten, übertragen wird. Dieser Erreger wurde 1964 nach seinen Entdeckern Michael Epstein und Yvonne Barr benannt und ist seither Gegenstand zahlreicher Forschungen weltweit.

Der aktuelle Wissensstand beinhaltet diverse interessante und angsterfüllende, aber auch hoffnungstragende Informationen. Gern setze ich Sie in Kenntnis über das, was die medizinische Forschung zurzeit sagen kann und welche Belege und Vermutungen existieren. Bedauerlicherweise ist – wie bei nahezu allen Herpesviren – noch längst nicht alles bekannt. Es gibt weder einen Impfstoff noch eine allgemeingültige Verfahrensweise, Ernährung oder Medikation. Der Verlauf einer Infektion mit EBV ist beinahe so individuell wie der Mensch, der darunter leidet. Nur wenige Aspekte der Krankheit überschneiden sich bei allen Untersuchten, was eine Ermittlung von Impfstoffen und Heilmitteln gegen das Virus stark erschwert.

Im Vergleich zu anderen schwerwiegenden und unter Umständen folgeschweren Erkrankungen mangelt es den Medizinern und Laboren jedoch nicht an Forschungsmaterial: Schätzungen gehen davon aus, dass 90 bis 98 % der erwachsenen Bevölkerung weltweit das Virus in sich tragen. Das Hinterhältige an dieser Krankheit ist, dass Sie sich vielleicht nicht krank, sondern eventuell nur erschöpft fühlen, weil Sie nach dem letzten – merkwürdig heftigen – grippalen Infekt zu früh wieder zur Arbeit und zum Sport gegangen sind. Vielleicht sagt auch Ihr Arzt, es ist eine Mandelentzündung und die Antibiotika schlagen nicht an, weil Ihr Körper bereits eine Resistenz gebildet hat. Mit sehr hoher Wahrscheinlichkeit sind aber auch Sie Träger des EBV.

Es ist tückisch und hat mindestens vier Gesichter, sogenannte Phasen, in denen Symptome und Blutbild je nach Individuum oft unterschiedlich sein können. Die hierzulande berühmteste Phase ist das Pfeiffersche Drüsenfieber. Wir werden uns noch ausführlich mit dessen Symptomen beschäftigen. Die weitverbreitete Aussage, dass dieser Ausbruch nur einmalig stattfindet, ist leider mittlerweile widerlegt, allerdings befindet sich die Wahrscheinlichkeit sowohl einer chronischen Erkrankung als auch eines erneuten heftigen Aufkeimens des Pfeifferschen Drüsenfiebers im einstelligen Prozentbereich.

Ich möchte es nicht schönreden: Das Epstein-Barr-Virus ist eine Erkrankung, die man nicht auf die leichte Schulter nehmen darf. Nur allzu häufig ist der Ausbruch des Pfeifferschen Drüsenfiebers mit hohem Fieber und starken Schmerzen besonders in der Halsgegend verbunden. Auch schwächt das Virus in der akuten Phase das Immunsystem, so dass Bakterien und andere Schädlinge leicht einen Weg in den Körper finden und parallel Erkrankungen – Co-Infektionen – hervorrufen können. Meist geschieht dies in Form einer Mandelentzündung. Die Behauptung, dass das Epstein-Barr-Virus eine Bagatelle sei, werde ich Ihnen nicht erzählen können. Was ich Ihnen sagen kann, ist, dass der Erreger sehr schlau vorgeht, die Forschung aber jedes Jahr große Fortschritte macht.

Ein sehr geringer Prozentsatz an EBV-Erkrankten hat es mit Folgeerscheinungen zutun, die den Alltag der Patienten schwer beeinträchtigen. Und auch, wenn es keine Impfung und keine Medikamente gibt: Es gibt Wege, das Virus in die Knie zu zwingen und ihm des Platzes zu verweisen. Seien Sie stark: Legen Sie das Virus an die Ketten und sprengen Sie es.

Womit haben wir zu kämpfen?

Das Epstein-Barr-Virus hat viele Namen und Gesichter. Neben dem Pfeifferschen Drüsenfieber, dessen medizinischer Name Infektiöse Mononukleose ist, leiden wir an der Kusskrankheit oder dem Studentenfieber. Die „Kissing Disease" rührt von der Übertragungsart, dem Kontakt mit dem Speichel einer erkrankten Person, her. Abgesehen von verliebten Teenagern erhalten auch Kleinkinder durch Kontakt mit den Eltern das Virus. Nur wenige Menschen werden erst im Erwachsenenalter infiziert.

Das Studentenfieber hat nichts mit intellektuellem Eifer zu tun, denn EBV verbreitet sich durch Schmier- und Kontaktinfektionen, ist also besonders glücklich über Studenten-Partys, auf denen viel geknutscht wird, über Haushalte mit großen Familien, über Kindergärten, Schulen oder über andere Orte, an denen häufiger und naher zwischenmenschlicher Kontakt an der Tagesordnung steht. Sie sehen: Wir haben es mit einer nahezu unvermeidbaren Infektion zutun. Viele der Infizierten bemerken diese jedoch kaum, da es nur bei etwa einem bis zwei Drittel nach Erstkontakt zu einem Ausbruch des Pfeifferschen Drüsenfiebers (im Folgenden auch PDF genannt) kommt.

Die Diagnostik ist umfangreich, kompliziert und nicht selten widersprüchlich; die Symptome gleichen meist anderen behandelbaren Erkrankungen, was zu Fehldiagnosen und entsprechend auch zu Fehlbehandlungen führt.

Bei dem Humanherpesvirus 4 oder kurz HHV4 handelt es sich um einen Erreger, der sich die Infektion über den menschlichen Speichel zu Nutze macht, weil er genau dort ansetzt, wo sich dieses Übertragungsmedium befindet: im Rachenraum. Das Virus macht es sich anschließend in den B-Lymphozyten gemütlich. Diese Zellen sind gemeinsam mit den T-Zellen für die körpereigenen Abwehrkräfte und für die Herstellung von Antikörpern zuständig. Dieser Krankheitserreger schleicht sich also direkt in unsere Verteidigungsanlagen hinein und vermehrt sich mit diesen gemeinsam. Dies ist einer der Gründe, warum das Virus lebenslang im Körper bestehen kann: Die B-Zellen sind sehr langlebig, sie werden auch Gedächtniszellen genannt. Über mehrere Jahre hinweg besteht eine einzelne Zelle, erzeugt lebenswichtiges Blutplasma, bildet Antikörper und vernichtet Krankheitserreger. Das HHV4 schädigt diese Zellen anfangs jedoch nicht, sondern benutzt sie nur als Unterschlupf und zur Vermehrung. Der Befall durch den Krankheitserreger verhindert jedoch nicht die Immunantwort, denn auch mit aktivem Epstein-Barr-Virus bildet unser Immunsystem Antikörper, es kann jedoch die Viren nur in Schach halten und nicht zerstören.

Die Lymphozyten befinden sich überall im Körper, finden sich jedoch hauptsächlich in den Lymphknoten, so dass die ersten Symptome bei Ausbruch des Pfeifferschen Drüsenfiebers anschwellende Lymphknoten – gemeint sind die Lymphdrüsen oder -knoten – sind. Die bekanntesten und am ehesten betroffenen Lymphknoten sind dabei jene am Hals – schräg unterhalb des Kinns an beiden Seiten –, unter den Achseln, im Nackenbereich oder an den Leisten. Die Schwellung der Lymphdrüsen geht meist mit Schmerzen einher, deren Intensität von der Schwellung der Knoten abhängt. Bei einer akuten Infektion können diese bis auf Hühnereigröße anwachsen. Im Halsbereich führt diese Schwellung zu Schluckbeschwerden, Hals- oder Nackenschmerzen. In der Leistengegend ist mit Schmerzen beim Gehen zu rechnen, auch der Rest des Körpers weist Schmerzen auf, die sowohl von den verdickten Knoten als auch von dem kurz nach den Schwellungen einsetzenden Fieber ausgehen. Bei einem gesunden Immunsystem und Körper und bei der Einnahme von viel Flüssigkeit erreicht das Fieber nur selten die 40 Grad-Grenze. Neben diesen Symptomen treten angeschwollene Gaumenmandeln hinzu, die sich mit einem weiß-grauen Belag zeigen, was oft mit einer bakteriellen Infektion verwechselt werden kann und zur Einnahme von Antibiotika verleitet. In sehr seltenen Fällen kann eine operative Entfernung der Mandeln, eine Tonsillektomie, notwendig werden, sollte eine übermäßig starke Schwellung Atemprobleme verursachen.

Ein weiteres mögliches Merkmal eines Ausbruchs ist das Anschwellen der Milz und der Leber. Beide Organe sind an der Verteidigung des Körpers gegen Krankheitserreger beteiligt und stark durchblutet. Kommt es zu einem Ausbruch von Pfeifferschem Drüsenfieber, können beide Organe eine auf dem Ultraschallbild deutlich erkennbare ungesunde Größe erreichen. Dieser Umstand ist an und für sich nicht weiter gefährlich, verursacht keine bis kaum wahrnehmbare Schmerzen und kann auch nicht medikamentös behandelt werden, da das Virus nicht behandelbar ist. In so einem Fall ist Geduld erforderlich, bis der Umfang sich wieder normalisiert hat. Gefährlich wird es erst, wenn

Sie auf irgendeinem Weg einen Milzriss erleiden, denn dann kommt es zu inneren Blutungen und eine Notoperation könnte erforderlich werden. Das Risiko einer Ruptur wird allerdings auf maximal 0,2 % geschätzt.

Das Epstein-Barr-Virus steht außerdem im Verdacht, Autoimmunerkrankungen wie Multiple Sklerose und Schilddrüsenerkrankungen zu verursachen, ist in manchen Fällen erwiesenermaßen für Nasen-Rachen- und Lymphdrüsenkrebs verantwortlich und kann, wenn das Pfeiffersche Drüsenfieber nicht hinreichend auskuriert wird, zu Gehirn- oder Herzentzündungen führen. Es ist in jedem Fall ratsam, sich sehr genau ärztlich untersuchen zu lassen. Nur eine gewissenhafte Untersuchung kann die exakten Ursachen der Symptome aufklären.

Bei unzulänglich verstandenen Erkrankungen wie EBV ist dies von besonders großer Bedeutung, um andere Auslöser ausschließen zu können. Dazu können neben anderen viralen Infektionen von Herpesviren, Hepatitis und HIV auch Schwermetallvergiftungen, Pilzinfektionen wie beispielsweise mit Candida albicans, Autoimmunerkrankungen, Lebensmittelunverträglichkeiten und zahlreiche andere Befunde gehören.

Eine der Probleme von konkreter Diagnostik ist dabei, dass manche dieser Ursachen gemeinsam auftreten. Sollten Sie die Vermutung haben, durch eine EBV-Infektion beeinträchtigt zu sein, empfiehlt es sich, ein

Tagebuch über Symptome, Tätigkeiten und Nahrung zu führen, dass Sie Ihrem Arzt vorlegen können, damit dieser weiß, wo und wonach er suchen sollte.

SYMPTOMATIK

Um die Symptomatik des Epstein-Barr-Virus vom nicht selten gleichgesetzten Pfeifferschen Drüsenfieber zu trennen, eignet sich die Phasen-Theorie. Da der Erreger bedauerlicherweise noch nicht gänzlich erforscht ist, können diese Phasen nur als Erklärung und Leitfaden dienen. Für eine genaue Beschreibung des Verlaufs von Infektiöser Mononukleose habe ich Ihnen im Kapitel „Erfahrungen" eine Erzählung über den Verlauf meiner Infektion zusammengestellt.

Nicht jeder Infizierte durchläuft alle Phasen: Bei manchen Menschen löst der Erstkontakt bereits nach einer Inkubationszeit von bis zu acht Wochen die zweite Phase aus, andere bleiben von dieser gänzlich verschont. Das Virus kennt leider keine derzeit ersichtlichen Regeln und bisher ist es unseren Medizinern nicht gelungen, ihm welche aufzuzwingen.

Die Ruhephase

Der menschliche, zumeist noch sehr junge Wirt hat den Erreger über Mund- und Nasenschleimhaut aufgenommen. Es beginnt die erste Phase der Infektion, in der das Virus sich über unterschiedlich lange Zeit ruhig im Körper verhält, keine merklichen Symptome auslöst und sich still in den B-Zellen vermehrt. Diese Phase kann Tage oder ein Leben lang anhalten. Wegen der noch mangelhaften Erforschung dieses Status gibt es keine Durchschnittswerte oder Anhaltspunkte. Der Körper reagiert in diesem Stadium nicht auf das Virus, da er sich von diesem nicht angegriffen fühlt. Die Forschung hat festgestellt, dass das Virus die befallenen B-Lymphozyten teilweise quasi gefangen nimmt und diese knebelt, da im Vergleich zu anderen Infektionen kein Hilferuf der infizierten Zelle gesendet wird.

Das Pfeiffersche Drüsenfieber

Die zweite Phase ist durch den Ausbruch der Infektiösen Mononukleose gezeichnet. Es können Symptome von leichten Halsschmerzen und Müdigkeit, ähnlich eines leichten grippalen Infektes, bis hin zu hohem Fieber, starken Schmerzen und immens angeschwollenen Lymphknoten auftreten, außerdem kann es zu Übelkeit und unangenehmen Verdauungsbeschwerden wie Erbrechen führen. Wenn diese Phase auftritt, dann erstmals ein bis zwei Monate nach dem Erstkontakt mit dem Virus. Im frühen Kindesalter verläuft die Krankheit meist ohne die bekannten Symptome und es findet keine Untersuchung statt.

Bisher ist nicht bekannt, wie sich diese unangenehme Erfahrung umgehen lässt, auch kann die Schulmedizin nur die Schmerzen und das Fieber behandeln, um dem Patienten die Phase zu erleichtern. Grundsätzlich wird angeraten, das Immunsystem schon zuvor zu unterstützen, indem man auf ausgewogene Ernährung achtet, sich bewegt und genügend Sonnenlicht erhält. Weiterhin kann emotionaler wie physischer Stress einen Ausbruch des Fiebers begünstigen oder verschlimmern. Die Vorkehrungen sind dementsprechend identisch mit denen gegen Erkältungen, grippale Infekte, Stress und zahlreiche andere gesundheitliche Belange: Eine gesunde Ernährung und Lebensweise.

In diesem Stadium sollte eine Ultraschalluntersuchung des Bauches vorgenommen werden, um Leber und Milz auf Größenunterschiede zum Normalzustand zu prüfen. Besonders bei Kontaktsportarten wie MMA, Judo oder Selbstverteidigung ist dies notwendig, um einen Milzriss zu verhindern, da dies lebensgefährlich werden kann. Weiterhin werden Blutuntersuchungen vorgenommen, wobei Sie bei Ihrem Arzt darauf bestehen sollten, ein großes Blutbild zu machen und auf die EBV-Schnelltests zu verzichten. Eine Fehldiagnose – ob positiv oder negativ – kann schwere Folgen nach sich ziehen.

Bei einer Blutuntersuchung lässt sich in etwa 85 % der Fälle feststellen, dass die Anzahl der weißen Blutkörperchen, in diesem Fall der Monozyten, erhöht ist. Diese Zellen findet man im Blutbild auch dann, wenn eine akute Entzündung vorliegt, da diese Zellen zu den Ersthelfern des Immunsystems gehören.

Die Aktivität der körpereigenen Killerzellen steigt an. Diese können ohne Informationen über die angreifenden Erreger mit körpereigenen Giften Zellen unschädlich machen oder zerstören. Je nachdem, wie stark Ihr Immunsystem aufgebaut ist, können diese – tatsächlich „natürliche Killerzellen" genannten – Blutkörperchen einen Teil der Epstein-Barr-Viren vernichten. Dadurch, dass Ihre körpereigenen Abwehrkräfte nun mit der Eindämmung der Viren beschäftigt sind, bleiben die Tore sozusagen ungeschützt und andere Erreger nutzen die Ablenkung Ihres Immunsystems möglicherweise aus, um Ihnen zusätzliche Probleme zu bereiten. Eine Mandelentzündung, die im Gegensatz zu PDF gut mit Antibiotika eingedämmt werden kann, ist die häufigste Nebenerkrankung.

Auch für diesen Zustand gibt es keinen festen Zeitraum. Allerdings beläuft sich die durchschnittliche akute Phase auf circa zehn Tage, in Härtefällen können es drei Wochen werden, meist ist der Spuk jedoch nach etwa einer Woche vorbei.

Die latente Phase

Dieses Stadium zeigt endlich Antikörper im Blut. Der Körper hat es geschafft, Proteine zusammenzusetzen, die das Virus zurück in die Zellen zwingen oder es von vornherein von einem Ausbruch der Mononukleose abgehalten haben. Dennoch ist das Virus in diesem

Stadium nicht ungefährlich. Da es sich in den B-Lymphozyten weitervermehren kann und das Immunsystem diese Zellen nur als Autoimmunreaktion zerstören könnte, wenn der Körper diese denn als schadhaft einstufen würde, lagert das Virus sich ein und verbleibt dort für unbestimmte Zeit.

Nur in Fällen von schwerem, vorangeschrittenem Pfeifferschen Drüsenfieber kann es zu einem Erschöpfungssyndrom kommen. Dieses Syndrom kann auch durch andere Faktoren ausgelöst werden, ist aber ein ernstzunehmender Gegner.

Dieses postvirale Müdigkeitssyndrom legt den Körper lahm, ohne Fieber oder Schmerzen auszulösen. Sportler berichten gelegentlich davon, dass sie wegen dieser Erkrankung trotz sehr leichtem Training einen übertrieben starken Muskelkater hatten. Der Körper scheint von dem Kampf gegen EBV ausgelaugt zu sein und über einen Zeitraum von wenigen Wochen bis hin zu zwei Jahren nicht wieder vollends zu Kräften zu kommen. Immer wieder kommt es zu Müdigkeitskopfschmerz, Antriebslosigkeit, Krankschreibungen und Fehlzeiten in Schule und Beruf, außerdem zu einem Abklingen der Leistungsfähigkeit, die besonders Profisportlern immer wieder stark zusetzt und bereits die eine oder andere Karriere in Mitleidenschaft gezogen hat.

Aber nicht nur körperliche Erschöpfung, müde Beine und ein schlaffer Gesichtsausdruck zeigen sich, auch die geistige Leistung ist beeinträchtigt.

Der gesunde Geist braucht einen gesunden Körper und auch, wenn Ihr Arzt vielleicht keine physischen Ursachen in all Ihren Laborergebnissen ausfindig machen kann, so hat Ihr Körper in diesem Zustand Ruhe nötig. Das Immunsystem ist geschwächt und der Körper versucht, die durch Fieber und Schwellung geschädigten Körperteile wiederherzustellen. Dabei kann er nur geringe Kapazitäten an die Gehirnleistung abtreten, womit dieses Phänomen für einen Mangel an Konzentration sorgt, was besonders über lange Zeit hinweg die Gefahr einer Depression birgt.

Auch kann es sein, dass Ihr Blutbild ergibt, dass nach wie vor hohe Antikörperwerte vorhanden sind, so als wäre der Ausbruch ganz frisch und nicht bereits vorbei. Dadurch kämpft Ihr Immunsystem weiter gegen die Viren, ohne dass Sie die bekannten Symptome weiterhin haben müssen.

Sollten Sie an einem Erschöpfungssyndrom leiden, gehen Sie an die frische Luft: Im Sommer tanken Sie Sonne, im Winter gehen Sie über den Weihnachtsmarkt und genießen den Duft und die Stimmung. Alkohol belastet den Körper, also tendieren Sie lieber zu Kinderpunsch.

Wichtig ist in diesem Zustand, dass Sie sich schonen und Dinge tun, die Ihnen gefallen und guttun.

Die lytische Phase

Diese Phase ist wesentlich seltener als ein Ausbruch der Infektiösen Mononukleose: Die lytische Phase beinhaltet einen aggressiven Wiederausbruch, der, ausgelöst durch ein geschwächtes Immunsystem, die Organe und Nerven des Körpers angreifen kann. Besonders gefährdet durch dieses Stadium sind immungeschwächte Patienten, beispielsweise durch eine HIV-Infektion, eine Krebserkrankung oder eine Transplantation. Da die körpereigene Verteidigung in diesen Fällen ohnehin stark dezimiert ist, kann die Forschung bisher nicht abgrenzen, welche der Folgen durch Epstein-Barr-Viren, Autoimmunerkrankungen, Erkrankungen des Nervensystems oder andere gesundheitliche Defizite ausgelöst werden. Bisher ist lediglich bekannt, dass das Virus erkennt, wenn sich eine Gelegenheit bietet und bei ausreichender Schwäche des Immunsystems starken Schaden anrichten kann. Auch wenn die Forschung noch nicht so viel weiß, wie Sie und ich es uns wünschen, kann bisher auf jeden Fall ausgeschlossen werden, dass das HHV4 allein für schwere und schwerheilbare Folgeerkrankungen verantwortlich ist. Wenn Sie dementsprechend ansonsten gesund sind, sich regelmäßig bei Ihrem Hausarzt untersuchen lassen, Ihre notwendigen Vorsorgeuntersuchungen machen lassen und gut auf Ihren Körper Acht geben, ist die lytische Phase für Ihren Körper reine Theorie.

ERFAHRUNGEN

Es ist Donnerstag, etwa 15 Uhr und ich bin endlich Zuhause angekommen. Die Schule war anstrengender als sonst und ich bin ziemlich müde. Das ist ungewöhnlich, allerdings ist das irgendwie schon die ganze Woche so. Wie immer landet eine Pizza im Ofen, aber schnell vergeht mir der Appetit, als ich beim Schlucken Beschwerden bekomme. Der harte Teig tut weh im Hals – dann werde ich wohl krank. Den Rest des Nachmittags verbringe ich mit Hausaufgaben und Lesen, aber so richtig kann ich mich nicht konzentrieren.

Am nächsten Tag komme ich schwer aus dem Bett. Schon beim Aufwachen merke ich, dass mein Hals sich nicht erholt hat, dabei war ich extra früh ins Bett gegangen. Aber erst einmal aufwachen, anziehen und was sonst noch nötig ist und auf zur Schule. Das Fahrradfahren ist furchtbar anstrengend heute. Dem Unterricht kann ich nicht wirklich folgen, auf Frühstück verzichte ich ganz, trinken ist mir heute lieber, das verursacht wenigstens keine Schmerzen. Der restliche Tag verläuft wie immer, nur das ich wirklich müde bin, obwohl es dazu keinen Grund gibt.

Samstag, endlich Wochenende. Das denkt sich auch mein Körper und teilt mir mit, dass ich keine feste Nahrung zu mir nehmen werde und sehr viel Schlaf brauche. Nach einem ereignislosen Tag gehe ich mit Kopfschmerzen und einem leichten Fiebergefühl früh ins Bett. Als ich nachts aufwache, ist mir eindeutig zu warm. Eine Prüfung mit dem Thermometer ergibt: Die Temperatur ist etwas erhöht, kein Grund zur Sorge. Das war vielleicht etwas viel Stress in letzter Zeit.

Sonntag früh teile ich meiner Mutter mit, dass ich wohl fiebrig bin. Mit 38,5 Grad verfrachtet sie mich zurück ins Bett und zwingt mich zum Teetrinken. Ich kann mir mit 15 wirklich Schöneres vorstellen, als meine Wochenenden im Bett zu verbringen, aber sie hat vermutlich recht. Mein Körper begrüßt die Anordnung und legt mich immer wieder schlafen.

Montagmorgens erkläre ich meiner Mutter, dass die Schule gerade wichtig sei und 40 Grad Fieber doch wirklich kein Grund seien, nicht hinzugehen. Ich könne mich ja schonen und mit dem Bus fahren. Sie schickt mich zurück ins Bett und bringt mir Tee. Der lässt sich leider kaum trinken. Mein Hals ist nicht mehr nur metaphorisch dick. Langsam glaube ich, ich könnte doch länger ausfallen. „Zwei Tage liegen bleiben", denke ich, „dann kannst du wieder in die Schule." Gegen 16 Uhr kommt meine Mutter von der Arbeit zurück. Sie bemerkt meine glasigen Augen, tastet meinen Hals ab, schreckt wegen der stark geschwollenen Lymphknoten und meiner deutlich zu hohen Temperatur leicht zurück und zückt das Thermometer. An Trinken kann ich nicht einmal mehr denken, an meinem Gaumen kommt nichts mehr vorbei, geschweige denn durch meine Speiseröhre hinunter, ohne mir Tränen in die Augen zu treiben. Das Piepen ertönt und die Anzeige verlautet: 41 Grad Celsius Körpertemperatur. Ich bin gut genug in der Schule, um mir jetzt Sorgen um meine Gesundheit zu machen, ab 42 Grad gerinnt das Eiweiß im Blut, das ist weit entfernt von gesund. Als meine Mutter eine halbe Stunde später erneut nach mir schaut und die Wadenwickel wechseln will, bin ich kaum ansprechbar. Das Fieber ist um ein weiteres halbes Grad angestiegen. Ich werde dick eingepackt und ins Auto gesetzt: nächste Haltestelle Uniklinik. Nachdem der Arzt meine missliche Lage in der Notaufnahme analysiert und für kritisch genug befunden hat, werde ich auf einer der Stationen „Interne“ untergebracht. Eine Diagnose gibt es noch nicht. Ich bekomme mittelstarke Medikamente gegen Schmerzen, um das Fieber zu senken, und den einen oder anderen Beutel Kochsalzlösung.

Insgesamt dauert mein Aufenthalt fünf Tage und vier Nächte. Erst am Freitag, als ich es schaffe, das erste Mal seit meiner Ankunft wieder etwas Festes zu essen, lassen die Ärzte mich wieder nach Hause. Dort bleibe ich noch weitere zwei Wochen, bevor ich wieder in die Schule gehen darf.

Während meines Aufenthaltes habe ich kaum einen meiner Besucher gesprochen. Ich habe noch einige, sehr verschleierte Erinnerungen, war jedoch bis etwa Mittwoch ziemlich weggetreten. Ich erinnere mich noch daran, dass ich zum Ultraschall gefahren wurde und der Arzt mir erzählte, er würde in meinem Dorf wohnen und meine Milz sei um fünf Zentimeter zu groß, sie dürfe nur maximal elf Zentimeter groß sein. Der Chefarzt bei der Visite erklärte mir, dass dies der Punkt gewesen sei, an dem sie diagnostiziert hätten, dass es wohl Pfeiffersches Drüsenfieber sei, das wäre in wenigen Tagen nicht mehr so schlimm und in meinem Alter üblich. „Aha“, denke ich und gehe davon aus, dass ich dann gesund aus dem Krankenhaus kommen werde und es sich wohl nur um eine etwas hartnäckigere Erkältung gehandelt habe. Noch Wochen später konnte ich nicht am Sport teilnehmen und war von unserem Hausarzt freigestellt.

Nach ungefähr drei Monaten war alles wieder, wie es sein sollte. „Mein Immunsystem hat wohl zu viel arbeiten müssen“, sagte ich mir. Immerhin hatte ich auch fast eine Woche nicht gegessen und hatte schon vorher Untergewicht. Die fünf Kilogramm Verlust waren nicht leicht wiederaufzubauen.

Mittlerweile weiß ich, dass auch andere Menschen mit dieser Erkrankung im Krankhaus landen können, dass mein Verlauf allerdings zu den eher unüblichen gehört. Auch die anschließende Erschöpfung ist nicht der Regelfall, aber nicht so selten, dass man diesen Aspekt des Epstein-Barr-Virus vernachlässigen dürfte.

Und ich hatte verdammtes Glück, weil ich so jung war und lediglich wenige Wochen in der Schule verpasste, die ich aber leicht wieder aufholen konnte. Weniger glimpflich wäre es für mein folgendes Leben verlaufen, wenn ich wie andere Personen im Studium oder bereits mitten in meiner Karrierelaufbahn gestanden hätte.

Immer wieder verschwinden Prominente für einige Wochen oder Monate von der Bildfläche. Da mich das Leben anderer Menschen nichts angeht, habe ich mich nie dafür interessiert, bis ich auf den Kurzfilm „Der müde Stürmer" gestoßen bin. Olaf Bodden, seines Zeichens erfolgreicher Stürmer bei 1860 München, litt am Pfeifferschen Drüsenfieber – und hat sich bis heute, 20 Jahre nach seiner Erkrankung, nicht erholt. Er ist auf den Rollstuhl angewiesen, weil sein Körper zu erschöpft ist, um ihn längere Zeit aufrecht zu halten. Nach einer schweren Erstinfektion 1996 kam er für wenige Wochen zurück und gewann ein Spiel, indem er allein drei Tore gegen Bielefeld schoss.

Etwa ein halbes Jahr später erlitt er – möglicherweise durch die zu schnelle Rückkehr und das körperlich belastende Training – einen enormen Rückfall und entkam der Erschöpfung durch das PDF bis heute nicht.

Die Intensität solcher Fälle, in denen ein Betroffener durch die Folgen von EBV zum Pflegefall wird, ist ausgesprochen selten, aber auch harmlosere Verläufe können Karrieren stark beeinträchtigen: Brock Lesnar, ein Wrestling-Star, fiel mehrere Monate wegen Pfeifferschen Drüsenfiebers aus und konnte daher nicht an den Titelkämpfen teilnehmen. Mirna Jukic, die ein Jahr wegen der Erkrankung den Europameisterschaften im Schwimmen fernbleiben musste, schaffte es dennoch nach ihrer Erholung auf das Siegertreppchen und holte Silber für Österreich.

Es gibt zahlreiche Beispiele unterbrochener Karrieren oder aufgeschobener Siege, auch finden sich in den Internetforen vermehrt Diskussionen darüber, welchen Arzt man aufsuchen, was man sich verschreiben, was man alternativ einnehmen und wie man trainieren sollte. In erster Linie gilt allerdings: Ihre Karriere können Sie wieder aufnehmen und den Trainings- oder Wissensrückstand einholen. Ihre Gesundheit sollten Sie nicht riskieren, diese lässt sich bisher nicht durch eine neue ersetzen.

Was wissen wir?

Seit der Entdeckung des EB-Virus 1964 ist einiges ins Rollen gekommen: Man hat erkannt, dass es sich um ein Virus aus der Herpes-Familie – die Herpesviridae – handelt. Nicht nur diese Verwandtschaft, auch die Überprüfung von Blutwerten – serologische Untersuchung – hat bestätigt, dass die Viren lebenslänglich im Körper des Infizierten verbleiben und unter bisher nicht vollständig geklärten Umständen eine erneute Infektion auslösen können. Diese Umstände werden – so wie bei Herpes Simplex – mit Stress in physischer oder psychischer Form, aber auch mit dem Kontakt mit anderen, aktuell akut erkrankten Patienten in Verbindung gebracht. Auch in einer stressfreien Phase und ohne Kontakt zu Patienten in der zweiten Phase des Virus kann eine Infektion wieder aufflammen.

In der westlichen Welt infizieren sich etwa 90 Prozent der Bevölkerung vor dem 30. Lebensjahr, dabei meist im Kleinkind- oder frühen Jugendalter. Im Alter von 40 Jahren wird der Anteil von nicht infizierten Personen auf zwei Prozent geschätzt. Ein Ausbruch des Pfeifferschen Drüsenfiebers findet hauptsächlich im Teenageralter statt, bei Kleinkindern und Säuglingen zeigen sich nur selten Symptome. Für den restlichen Teil der Welt gilt, dass vermutlich alle Bewohner bis zum zweiten Lebensjahrzehnt infiziert sind. Das Virus ist hochinfektiös, noch bis zu eineinhalb Jahre nach der Erstinfektion übertragbar und kann auch in der restlichen Lebensspanne wiederholt aktiv und damit ansteckend werden.

Dieses Virus kennt keine besondere Risikogruppe. Es infiziert gleichermaßen junge oder ältere, körperlich aktive oder inaktive Personen. Da nunmehr weltweit an diesem Virus geforscht wird, weil es sich um eine globale Verseuchung höchsten Ausmaßes handelt, werden große Fortschritte gemacht. Mittlerweile ist bekannt, dass es mindestens 60 verschiedene Epstein-Barr-Virenstämme gibt. Einige von diesen haben Folgen, andere nicht. Aktuell liegt der Fokus in manchen Ländern wie beispielsweise China darauf, die Stämme in Kategorien zu unterteilen, welche Viren speziell das

Pfeiffersche Drüsenfieber auslösen, welche krebserregend sind, welche sich am Ausbruch von Autoimmunerkrankungen beteiligen und so weiter. Die Ergebnisse sind aktuell noch nicht so ergiebig, wie es wünschenswert ist, aber jeden Tag werden neue Erkenntnisse gewonnen, die einen weiteren Schritt gegen das Virus bedeuten.

STATISTIKEN

Sie können sich vorstellen, wie komplex und schwierig Untersuchungen sind, wenn erst Patienten gefunden werden müssen, die derzeit an einer akuten Erstinfektion leiden, vor einem bestimmten Zeitraum erkrankt sind oder bestimmten Tätigkeiten nachgehen. Für die statistische Erhebung und somit für die Belegbarkeit von medizinischen Theorien ist es wichtig, dass möglichst viele Parameter in der Geschichte und im Krankheitsverlauf von Patienten übereinstimmen. Somit wurden statistische Erhebungen an Kindern, Jugendlichen, Sportlern und an Erwachsenen in Betracht gezogen, mit und ohne regelmäßiger sportlicher Betätigung sowie mit und ohne Folgen der Erkrankung und diversen weiteren Kriterien. Eine weitere Hürde ist jedoch die Dauer der Untersuchungen: Insbesondere bei den sehr wenigen chronischen Verläufen oder bei der möglichen Folge des Chronic Fatigue Syndroms sind Langzeitstudien über mehrere Jahre hinweg notwendig. Dieser Umstand erfordert hohe Forschungsgelder und gut geschultes Personal, das im Idealfall die gesamte Studie lang unverändert bleibt. Eine Zusammenstellung von Ergebnissen aus den medizinischen Akten der Betroffenen kann nur erstellt werden, wenn diese regelmäßig bei ihren Ärzten erscheinen, dort Untersuchungen durchlaufen und Blutabnahmen gestatten. Diese Unterlagen obliegen jedoch der ärztlichen

Schweigepflicht und können keineswegs von einer zentralen Stelle ausgewertet werden. So wurden bisher kaum Studien in dem notwendigen Ausmaß durchgeführt.

Die größte bekannte Studie ist derzeit noch im Prozess: An der Technischen Universität München mit Hilfe vieler ortsansässiger Ärzte werden Kinder über einen Zeitraum von sechs Monaten untersucht, die einen akuten Ausbruch des Pfeifferschen Drüsenfiebers erlebten oder noch erleben. Bei der Studie werden etwa 200 Kinder genauestens auf Blutwerte, Symptome, Biomarker und zahlreiche andere Aspekte untersucht und ausgiebig befragt. Auf dem Weg zu Impfstoff und Heilmittel gegen das Virus sind Teilziele gesteckt, die sich mit dem Erbgut des Erregers beschäftigen. Die Forschungsgruppe für pädiatrische Immunologie und Infektiologie wird von der Universitätsprofessorin Doktor med. Uta Behrend geleitet. IMMUC, so der Name der Studie, wird von der Regierung unterstützt, läuft von 2016 bis 2020 und bildet bisher ein globales Monopol. Bisher konnten schon einige Laborvorgänge und Untersuchungsmethoden verfeinert werden.

Die Forschungsgruppe zur IMMUC, der Studie zur Infektiösen Mononukleose in München, erfasst dabei wichtige Daten und arbeitet eng mit dem Helmholtz-Zentrum München, den Forschern des Deutschen Krebsforschungszentrum, der Universität in Heidelberg und den Deutschen Zentren der Gesundheitsforschung zusammen.

Besonders wichtig ist dabei der Aspekt der Folgen von EBV. Nicht nur das Erschöpfungssyndrom, kurz CFS, sondern auch das gefährliche Morbus Hodgkin erfordert dringend schulmedizinische Mittel. Von den im Jahr 2014 in Deutschland neu gestellten Krebsdiagnosen sind beinahe 2400 Personen, dabei etwa 300 mehr Männer als Frauen, am Hodgkin-Lymphom erkrankt. Zwar hat diese Krebsart eine zwischen 80 und 87 % liegende Überlebensrate – auch auf lange Sicht – und ist somit im Vergleich zu manch anderen Krebsarten weniger gefährlich, dennoch ist Krebs nach wie vor eine der häufigsten Todesursachen. Statistisch betrachtet sind 2014 etwa 480 Personen in Deutschland am Hodgkin-Lymphom verstorben.

Die Forschung möchte diese Zahl auf ein Minimum reduzieren. Bisher konnte nicht einwandfrei nachgewiesen werden, wie die meisten Krebsarten entstehen, aber es hat sich in der Forschung herauskristallisiert, dass das Epstein-Barr-Virus mit hoher Wahrscheinlichkeit für circa zwei Prozent der Krebserkrankungen, in unserem Beispielfall also etwa sechs Männer und vier Frauen, verantwortlich ist. Es gilt als das erste nachgewiesene Onkovirus.

Bisher hat sich der Verdacht, dass das HHV4 auch an dem Ausbruch von Autoimmunerkrankungen beteiligt ist, erhärtet, aber nicht bestätigt. Allerdings ist auch dieser Aspekt ein Teil der Forschung. Es wird versucht, eine Verbindung zwischen der Virusinfektion und Multipler Sklerose, Lupus, weiteren Autoimmunerkrankungen und anderen noch nicht genau eingeordneten Leiden herzustellen.

Besonders dieses Virus stellt den Wissenschaftlern nur zu gerne Hindernisse in den Weg: Es muss eine bestimmte Kombination von Blutwerten vorhanden sein, um zu erkennen, ob es sich um eine aktive Infektion oder eine länger zurückliegende Infektion handelt. Für die korrekte Interpretation der Werte ist eine manuelle Einzelbetrachtung der Proben notwendig, da eine maschinelle Auswertung in den meisten Fällen zu Fehlinterpretationen und damit auch zu Fehlbehandlungen führt.

Bisher nicht statistisch belegt ist der Ausbruch von Herz-, Lungen- oder Muskelentzündungen durch EB-Viren. Dies ist aber ein nicht zu vernachlässigender Faktor, da mittlerweile bekannt ist, dass sich verschiedene Arten des EBV auf verschiedene Zellen spezialisiert haben.

Besonders bei immunschwachen Patienten, sogenannten Risikogruppen, kann eine solche Infektion lebensgefährlich werden. Als besonders gefährdet werden grundsätzlich diejenigen aufgeführt, die HIV-positiv sind, sich im Prozess einer Chemotherapie oder einer Organtransplantation befinden oder die aus anderen Gründen ein stark geschwächtes Immunsystem haben.

IMPFSTOFFE

Impfstoffe sind im Labor hergestellte oder gezüchtete Antikörper, die dem Körper sozusagen das Rezept gegen einen Erreger geben, so dass dieser, sollte er sich infizieren, den Angreifer beseitigen kann. Die Komplexität und Schläue des Epstein-Barr-Virus haben bisher verhindert, dass ein Impfstoff entwickelt werden konnte. Daran beteiligt sind auch die unterschiedlichen Phasen der Erkrankung. Das Virus selbst ist, im Vergleich zu menschlichen Zellen, aus wenigen Proteinen zusammengesetzt. Dennoch gestaltet sich die Herstellung einer Vakzine schwer, da der Erreger seine mitgebrachten Proteine in den Stadien unterschiedlich einsetzt.

Eine weitere Herausforderung birgt die latente Phase des Eindringlings: Das Virus schläft quasi in den Lymphozyten und erzeugt so keine Gegenreaktion des Körpers – es versteckt sich. Und trotzdem ist es den Forschern gelungen, einen Impfstoff gegen zwei der genannten Phasen zu erstellen, womit ein großer Schritt in die richtige Richtung gemacht wurde.

Zwar ist dieser Impfstoff noch nicht vollständig und auch noch nicht freigegeben, dessen ungeachtet ist der Fortschritt aber immens und verleitet zur Hoffnung. Ein weiterer Etappensieg ist die Entdeckung desjenigen Proteins, das für die gute Tarnung des Virus verantwortlich zu sein scheint. Eine Gensequenz des Virus wurde LMP2A genannt. In Labortests wurde festgestellt, dass Viruszellen, bei denen dieses Protein überdeckt wurde, besser vom menschlichen Immunsystem erkannt werden. Für die weitere Forschung bedeutet diese Entdeckung, dass, wenn ein Hilfsmittel oder Indikator genutzt werden könnte, um dieses Protein ausfindig zu machen, weitere Unterstützung im Kampf gegen das EBV zu erwarten ist.

Bisher wurde der Impfstoff an Mäusen getestet, deren Immunsystem durch das Implantieren menschlichen Rückenmarks angepasst wurde, so dass ein Vergleich mit der menschlichen Immunreaktion möglich ist. Der Impfstoff wirkt gegen die latente und lytische Phase und wird aktuell weiter erforscht. Die Strategie dahinter ist, ein mehrphasiges Serum zu synthetisieren, dass auf alle Phasen des Erregers vorbereitet ist. Henri-Jacques Delecluse ist im Deutschen Krebsforschungszentrum mit der Aufgabe betraut, das Team für die Entwicklung eines Impfstoffes zu leiten. Er erklärte, dass auf der einen Seite dringend ein Impfstoff gefunden werden müsse, da das EBV mittlerweile nachgewiesenermaßen ein Krebserreger sei, sich dies aber andererseits kompliziert gestalte. Das liege daran, dass man sich je Phase nur auf ein Hüllprotein konzentrieren könne, was dann auch Wirkung zeige, aber leider eben nur in der einen Phase.

Der Impfstoff wird aus Hüllproteinen des Virus hergestellt, enthält aber keinerlei DNA. Der Sinn hinter dieser Art Impfstoff ist, dem Körper einen Angreifer zu bieten, der keinen Schaden anrichten kann. Das Immunsystem hat somit quasi eine Strohpuppe, um den Ernstfall zu üben, es kann eigene Antikörper entwickeln und die notwendigen Informationen abspeichern und weitergeben. Der bisher entwickelte Impfstoff kann den Patienten jedoch noch nicht vor späteren Infektionen mit EBV schützen. Allerdings sind die neuesten Forschungen so weit, dass in absehbarer Zeit die Infektiöse Mononukleose möglicherweise ausgemerzt werden kann, was wenigstens das Chronische Erschöpfungssyndrom und die damit einhergehenden massiven Ausfälle eindämmen würde.

BELEGBARE FOLGEN

Ich habe das Thema bereits angeschnitten, dennoch möchte ich Ihnen gerne etwas detaillierter berichten, was die Schulmedizin bisher herausgefunden hat und welche Verschwörungstheorien in den Medien kursieren. Über das Erschöpfungssyndrom habe ich Ihnen bereits berichtet. Diese Folge kann als bestätigt betrachtet werden, wobei bedacht werden sollte, dass das CFS auch postvirales Ermüdungssyndrom heißt. Es ist also eine Konsequenz, die nicht ausschließlich durch Pfeiffersches Drüsenfieber hervorgerufen wird, sondern erfolgt ebenso nach anderen, meist fiebrigen, für das Immunsystem anstrengenden Infektionen. Von der Bezeichnung Syndrom sollten Sie sich nicht verwirren lassen, es handelt sich hier um eine anerkannte Krankheit des Nervensystems.

Bei falscher medikamentöser Behandlung mit bestimmten Antibiotika kann es in Folge einer Kontraindikation, die bisher nicht ausreichend erforscht ist, zu Hautausschlag und in besonders schweren Fällen sogar zum lebensgefährlichen Lyell-Syndrom kommen. Letzteres wird auf der Intensivstation unter den gleichen Bedingungen wie schwere Brandverletzungen behandelt, da auch hier große Teile der Haut geschädigt werden. Erschrecken Sie bitte nicht, das Lyell-Syndrom ist mit Sicherheit eine furchterregende Krankheit, allerdings verteilt sich die Induktion durch pharmazeutische Produkte in Deutschland auf etwa 74 Personen der gesamten Bevölkerung von aktuell fast 83 Millionen Menschen. Welcher Teil dieser 74 Seelen wegen falscher Medikation bei EBV erkrankt, kann dabei nicht gesagt werden.

Im Allgemeinen wird, wenn Pfeiffersches Drüsenfieber diagnostiziert wurde, ein Rezept für fiebersenkende und schmerzstillende Mittel wie Ibuprofen und Paracetamol ausgestellt. Wegen der Gefahr der vergrößerten Milz sollte auf Aspirin und andere blutverdünnende Mittel verzichtet werden.

Ein weiterer häufiger Fehler der Patienten ist es, sich zu schnell wieder zu viel zuzutrauen. Besonders bei Erwachsenen ist Fieber ein starker Indikator für einen harten Kampf ihrer körpereigenen Abwehr. Wenn die Kusskrankheit verschleppt wird, kann es zu schweren Entzündungen im Herz- oder Hirngewebe kommen, außerdem erhöht sich die Gefahr einer langandauernden Erschöpfung. Es konnte serologisch oft nachgewiesen werden, dass die Antikörperwerte trotz fehlender akuter Symptome erneut angestiegen waren, obwohl sich der Patient bereits besser gefühlt hatte. Besonders bei Leistungssportlern, aber auch in einem Angestelltenverhältnis, kann es zu negativen Konsequenzen führen, wenn Sie sich nicht gleich beim ersten Ausbruch vollständig auskurieren. Es ist ratsam, nach einer Infektion die Blutwerte prüfen zu lassen und das

Training oder die berufliche Tätigkeit erst wieder vollständig aufzunehmen, wenn Sie sich wieder gesund fühlen. Sollten Sie zu früh wieder einsteigen, riskieren Sie einen Rückfall und damit weitere und längere Ausfälle. Das wiederum führt zu einem weiteren Abbau der Leistungsfähigkeit im Sport und zu erneuten Krankschreibungen, welche von den meisten Vorgesetzten nicht verstanden werden.

Was bedauerlicherweise verhältnismäßig häufig nach einer schweren Infektion auftreten kann, sind Lebensmittelunverträglichkeiten und Magen-Darm-Beschwerden. Einerseits kann diese Folge von einem Ungleichgewicht im Verdauungssystem herrühren, nachdem Sie mindestens eine Woche nur schwer Nahrung zu sich nehmen konnten, andererseits kann auch durch Ihr geschwächtes Immunsystem der Körper unter Umständen manche Inhaltsstoffe schwerer abarbeiten. Zu den häufigsten Problemen zählen Laktose- und Histaminintoleranz sowie Glutenunverträglichkeit. Sollten Sie die Vermutung hegen, einer chronischen Infektion zu unterliegen, können auch Ursache und Wirkung vertauscht worden sein: Lebensmittelunverträglichkeiten schwächen, wenn sie unbeachtet bleiben, das Immunsystem und bieten Mikroben, Pilzen, Bakterien und Viren eine große Angriffsfläche. In jedem Fall sollten Sie überprüfen, ob in Ihrem Fall eine

Unverträglichkeit vorliegt, um diese Eventualität aufzuklären.

Bei einer Infektiösen Mononukleose können Leber und Nieren betroffen sein, was unter anderem durch eine sonographische Untersuchung des Bauchraumes (Ultraschall) und durch eine Überprüfung der Leberwerte abgeklärt werden sollte, um eine möglicherweise vorherrschende Leberentzündung, ausgelöst durch mangelnde Entgiftung bei und nach der Infektion, erkennen und behandeln zu können.

Alle genannten Folgen und Nebenerkrankungen bilden ein Portfolio an Symptomen, welches die Diagnose immens erschwert und auch von anderen Ursachen stammen kann, dennoch haben Sie nun einige Anhaltspunkte, anhand derer Sie einordnen können, ob es sich in Ihrem Fall um das Epstein-Barr-Virus handeln könnte. Dennoch habe ich zwei Konsequenzen noch nicht ausführlich erläutert: Die Spätfolgen Krebs und Autoimmunerkrankung werden vielseitig diskutiert und erforscht. Über 50 Jahre nach der Entdeckung des Virus konnten nun einige Aspekte erkannt und erklärt werden, die ich Ihnen im Folgenden genauer erläutern möchte.

Krebs

Eine in den asiatischen Ländern verhältnismäßig verbreitete Krebserkrankung ist das Nasopharynxkarzinom. In Deutschland ist der als Nasenrachenkrebs bekannte Tumor für den Tod von etwa 4500 Männern und 1500 Frauen jährlich verantwortlich (Stand 2014 nach www.krebsdaten.de). Chinesische Ärzte haben nun den Genmarker auf einem der mehr als 60 Epstein-Barr-Virusstämme ausfindig gemacht, der als Ursache dieser Krankheit verantwortlich gemacht wird, da er sich in vielen – nicht in allen – Tumoren finden ließ. Der Erregerstamm trägt den Namen M81 und weist eine genetische Abnormalität auf, derer die Forscher habhaft werden konnten. Auch konnten die Forscher diesen Teil der RNA aus dem Virus entfernen und stellten anschließend fest, dass sich der Erreger ohne den EBER2 genannten Part nicht mehr fortpflanzte. Dieser Fortschritt ist immens und wird in den kommenden Jahren viele Forschungen vorantreiben, denn es wurde damit ein weiterer Bestandteil des EBV aufgeklärt, gegen den nun ein Impfstoff hergestellt werden kann. Henri-Jacques Delecluse erklärt dies sehr präzise und verständlich: „EBER2 aus M81 regt die Produktion von CXCL8 an, ein Botenstoff, der für Entzündungsprozesse und die Entstehung von Tumoren eine wichtige Rolle spielt".

Die Idee, dass es diverse Stämme gibt, wurde bereits 2013 bestätigt, als man den Erreger mit Nasenrachenkrebs und dem Burkitt-Lymphom in Verbindung bringen konnte. Diese Art von Lymphdrüsenkrebs ist in Afrika stärker verbreitet als auf dem europäischen

Kontinent. Es sieht so aus, als gäbe es Stämme, die ohne die zweite Phase auskommen, dafür aber während ihrer Vermehrung die körpereigenen Zellen negativ beeinflussen. Verantwortlich dafür soll ein Proteinbaustein der Virushülle sein, der bei der Zellteilung der befallenen Zellen für eine Ungleichverteilung der Chromosomen sorgt. Somit haben die Zellen unterschiedliche Erbgutinformationen und entwickeln sich in unterschiedliche Richtungen: Sie mutieren. Die Grundlage für Krebs ist geschaffen.

Eine naheliegende Folge der Infektion ist Lymphdrüsenkrebs. Immerhin greift bereits das bisher als „zweite Phase" benannte Stadium die Lymphknoten an, die sich in mindestens 16 Körperarealen verteilen. Interessanterweise ist hier der Punkt, an dem die Erforschung des Virus in den 1960er Jahren ihren Anfang genommen hat: In den Ländern um den Äquator herum und in einigen Gebieten Afrikas ist das Burkitt-Lymphom, benannt nach Denis Parsons Burkitt, einer der häufigsten Tumore, der wegen seiner oft jungen Opfer das Augenmerk von Sir Michael A. Epstein auf sich zog. Dieser hatte die Theorie, dass Krebs einen viralen Ursprung haben könnte und begann, dies zu untersuchen.

Mit Hilfe von Doktorin Yvonne Barr und dem Pathologen Bert Achong gelang es, das HHV4 aus den Lymph-Tumoren afrikanischer Kinder zu isolieren.

Allerdings wurde festgestellt, dass nicht in allen Tumoren der virale Erreger gefunden werden kann. Damit ist eine Verbindung hergestellt, allerdings ist weder jedes Burkitt-Lymphom durch EBV assoziiert noch erkrankt jeder EBV-Träger an einem derartigen Tumor. Das Gleiche gilt für eine andere Art des Lymphdrüsenkrebs: Morbus Hodgkin.

Einer der Unterschiede der beiden Erkrankungen ist die Aggressivität, mit der das Burkitt-Lymphom voranschreitet, denn es befällt auch andere Körperteile, wächst sehr schnell und breitet sich rasant aus. Die Heilungschancen sind hier wesentlich geringer als bei Morbus Hodgkin, welches bei Behandlung eine sehr hohe Heilungsrate hat, außerdem verbleibt es in den Lymphknoten.

Etwa zwei Prozent der weltweiten Krebserkrankungen lassen sich mittlerweile auf das Epstein-Barr-Virus zurückführen und das Risiko, einen bösartigen Lymphdrüsentumor durch Morbus Hodgkin zu bekommen, steigt nach dem Ausbruch von Infektiöser Mononukleose um circa 30 Prozent. Auch Hepatitis B und C, das Papillomvirus HPV, HIV sowie das mit EBV verwandte Herpesvirus Kaposi-Sarkom sind für insgesamt etwa ein Zehntel der Krebserkrankungen als Ursache enttarnt worden.

Autoimmunerkrankungen

Aktuell gibt es keine eindeutigen Beweise, die belegen, dass eine der Unterarten von EBV Autoimmunerkrankungen auslösen kann. Dennoch besteht berechtigter Verdacht, dass der Erreger sich an den Ausbrüchen bestimmter Erkrankungen beteiligt, bei denen das körpereigene Immunsystem den eigenen Körper angreift. Sollte sich dieser Verdacht erhärten, so verdeutlicht die Forschung jedoch, dass das Virus nicht der alleinige Auslöser sein kann – es wirkt lediglich unterstützend. Auch besteht bisher bei den meisten Erkrankungen dieser Art kein fundiertes Wissen über die genauen Ursachen, bisher gibt es lediglich Spekulationen, beispielsweise über eine genetische Veranlagung. Ähnlich wie bei den meisten Krebsarten ist noch kein Auslöser definitiv bestimmt und isoliert worden, geschweige denn final behandelbar. Um die Theorien zu verstehen, die EBV mit Autoimmunerkrankungen in Verbindung bringt, ist zuerst das Wissen notwendig, wie diese Krankheiten funktionieren: Das Immunsystem ist dafür verantwortlich, mit den Lymphozyten und anderen Zellen Eindringlinge wie Viren und Bakterien auszusortieren und zu zerstören. Das gilt allerdings nicht für alle, denn eine große Anzahl an Bakterien und Pilzen benötigen wir, damit beispielsweise unsere Verdauung funktioniert, und auch unsere Haut benötigt einige dieser Lebewesen. Die Soldaten des Immunsystems müssen also abwägen können, ob es sich um einen Eindringling oder ein Helferlein handelt. Und auch bei dieser Unterscheidung gibt es noch die Einschränkung, dass ein Gleichgewicht herrschen muss: Gibt es zu viele Darmhefepilze, kommt es zu Verdauungsbeschwerden wie Verstopfung oder Durchfall, man fühlt sich unwohl, wird blass, müde und erschöpft – kurz: Ein Ungleichgewicht im Körper macht uns krank.

Die Verteidigung unseres Körpers ist also eine Aufgabe mit vielen Facetten und nicht immer leicht zu bewerkstelligen. Dabei erhalten wir im Mutterleib bereits einen wichtigen Teil an Informationen, um unseren Körper gesund zu halten: das angeborene Immunsystem. Im weiteren Leben lernt unser Immunsystem noch dazu und passt sich den Gegebenheiten an.

In der Forschung hat sich nun herausgestellt, dass bei einigen frisch Autoimmunerkrankten die Blutwerte eine kürzlich vorangegangene EBV-Infektion anzeigten, so dass man sich weiter damit beschäftigt, wie diese Krankheiten miteinander in Verbindung stehen. Ein besonderes Augenmerk liegt dabei auf rheumatoider Arthritis, Multipler Sklerose, Hashimoto Thyreoiditis, Morbus Basedow und Lupus Erythematodes, aber auch noch nicht genau eingeordnete Erkrankungen wie das bereits erwähnte Chronic Fatigue Syndrom und Fibromyalgie könnten mit dem Epstein-Barr-Virus zusammenhängen.

Es fällt bei dem Konglomerat an genannten Krankheiten auf, dass diese nicht nur einen Teil des Körpers befallen, sondern jede für sich ein eigenes „Tätigkeitsfeld" hat: Morbus Basedow und Hashimoto sind Schilddrüsenerkrankungen, Multiple Sklerose ein Defekt des zentralen Nervensystems, Lupus greift das Bindegewebe an und die rheumatoide Arthritis verursacht Entzündungen an den Gelenken. Dass diese unterschiedlichen Symptomatiken mit dem Epstein-Barr-Virus verbunden sein sollen, zeigt ein weiteres Mal, wie divers das Virus in unseren Körper eingreifen kann. Die Erklärung für die variablen Folgen liegt jedoch auch in der Vielzahl der Stämme begründet, wie bereits im vorigen Kapitel erläutert wurde. Zugleich ist es sehr naheliegend, dass ein Erreger, der sich in denjenigen Zellen niederlässt, die dafür zuständig sind, gute und schlechte Zellen zu erkennen, auch dazu beitragen kann, dass diese aus dem Gleichgewicht geraten. Auch gibt es Theorien darüber, dass es keine Autoimmunerkrankungen im eigentlichen Sinne gäbe, weil der Körper sich nicht selbst angreifen würde.

Wenn nun die Zellen, die unser Immunsystem angreift, diejenigen Zellen sind, die von einem bösartigen Erreger okkupiert sind, würde das Autoimmunerkrankungen erklären und der Körper würde tatsächlich nicht sich selbst, sondern die Eindringlinge angreifen. Bindegewebe, Nervenzellen und Schilddrüsen nähmen dabei – aus Sicht des Immunsystems – nur einen Kollateralschaden. EBV besitzt zudem die Möglichkeit, die Hälfte der vorhandenen B-Lymphozyten zu befallen. Wenn die T-Helferzellen nun versuchen, die Hälfte der Zellen auszusortieren, ist die Theorie, dass EBV Autoimmunerkrankungen begünstigt, sehr einleuchtend.

Dennoch gelten zahlreiche Umstände als verdächtig, was das Auslösen von Autoimmunerkrankungen anbelangt. Neben den Vorerkrankungen in der Familie, nach denen Ärzte gerne fragen, steht auch Stress als Tatverdächtiger im Vordergrund. Selten treten Krankheiten wie Multiple Sklerose in einer ruhigen Lebensphase auf, oft ist ein Trauerfall, Prüfungsstress, ein anstrengender Umzug, ein Burnout-Syndrom und andere Stressfaktoren zeitlich mit dem Ausbruch in Korrelation zu bringen. Neben psychischem Stress sind aber auch körperliche Defizite ein Teil der Untersuchungen von Autoimmunerkrankungen geworden. So wurde bereits vor geraumer Zeit ermittelt, dass ein Mangel an Vitamin D – dem Sonnenvitamin – als Mittäter für Multiple Sklerose verantwortlich sein kann. Eine Infektion mit Herpesviren setzt den Körper stark unter Druck, da die Viren eine Vielzahl an Zellen befallen, sich rasant vermehren und auch kein Erbarmen in Bezug auf lebenswichtige Organe wie Herz, Leber oder Gehirn kennen. Der Körper ist in dieser akuten Phase derart beschäftigt, dass er kaum mit der Produktion von neuen Lymphozyten zur Immunabwehr vorankommt. Die Lymphozyten werden nach einiger Zeit erschöpft und kommen gegen den Angriff kaum noch an. In dieser Zeit ist es besonders wichtig, die Abwehrsysteme mit den notwendigen Stoffen zu versorgen, damit die Nachhut gestellt werden kann. Bei den jungen Patienten mit Multipler Sklerose lässt sich der Vitamin-D-Mangel nicht damit erklären, dass sie regulär zu wenig an der Sonne gewesen sind, vielmehr hat der Körper das Vitamin aufgebraucht, um neue Zellen zu erschaffen.

Ob sozusagen eine Überforderung der T-Zellen in einem solchen Fall dafür sorgt, dass diese die körpereigenen Zellen aus Verwirrung angreifen, wage ich zu bezweifeln. Der Forschung nach werden diese tatsächlich nach einigen Wochen müde und wehren sich weniger, anstatt vehement gegen den falschen Feind vorzugehen. Solange uns die Medizin keine Lichtblicke bringen kann, sind wir darauf angewiesen, das Wissen zu nutzen, das wir haben. Das heißt also bei Autoimmunerkrankungen: Stress vermeiden und auf ausgewogene Ernährung achten sowie zur Vorsorge Vitamin A, B, C und besonders D tanken, um das Immunsystem bestmöglich zu unterstützen.

Sollten Sie an einer der genannten Erkrankungen leiden, ist es sicherlich nicht nachteilig, wenn Sie Ihren Arzt auf eine Untersuchung des Blutbildes nach EBV ansprechen. Weiterhin besteht bei der Behandlung einiger genannter Krankheiten auch die Möglichkeit einer schadhaften Medikation, sollten Sie derzeit aktiv an EBV leiden: Autoimmunerkrankungen werden häufig mit Immunsuppressiva behandelt. Damit besteht die Möglichkeit, dem EBV ein Tor zu öffnen, denn das Immunsystem kann, wenn es medikamentös unterdrückt wird, nicht mehr gegen das Virus vorgehen. Daher ist es empfehlenswert, das Blutbild in vollem Umfang untersuchen zu lassen, um zu verhindern, dass sich das Virus weiter ausbreiten kann.

DIAGNOSTIK

Bereits vor einigen Jahren wurden Schnelltests zur Erkennung einer Epstein-Barr-Infektion erfunden. Die beiden möglichen Tests sind gleichermaßen unzuverlässig und sollten nach Möglichkeit gemieden werden. Wenn diese zum Einsatz kommen, sollten diese im Abstand von einigen Wochen wenigstens einmal wiederholt werden, um das erste Ergebnis zu verifizieren. Der Paul-Bunnel- und der Latexagglutinationstest zeigen bis zu 50 % falsche Ergebnisse, wovon ein Großteil eher falsch positiv ausfällt, wodurch der Patient krankgeschrieben wird, obwohl er es vielleicht nicht ist, oder eine andere, vielleicht behandelbare Krankheit wie eine Mandelentzündung wird übersehen und dadurch schlimmer. Eine Krankschreibung führt nicht nur bei Berufssportlern zu einer Unterbrechung der Karriere, hat dort aber schnell erkennbare Folgen: Ein Trainingsverbot nimmt dem Athleten seinen Trainingsstand und je länger er keinen Sport betreiben darf, desto größer wird sein Nachholbedarf und umso tragischer ist es, wenn er gesundheitlich fit genug gewesen wäre, doch zu trainieren.

Der kleinere Teil, etwa ein Fünftel der Schnelltests, bilden falsch negative Ergebnisse ab. So kommt es zu anderen Diagnosen und anderen Behandlungen, die wiederum falsch sind. Die Einnahme von Antibiotika wie Amoxillin oder Ampicillin kann zu einer pseudoallergischen Hautreaktion führen, also einen Ausschlag verursachen, der zwar lästig, aber ungefährlich ist. Sollte es dazu kommen, ist es ratsam, nach vollständiger Genesung einen Allergietest machen zu lassen, um nicht von einer Allergie auszugehen, die nicht vorliegt.

Um eine verwertbare Aussage zu erhalten, sollte wenigstens ein großes Blutbild gemacht werden, für genauere Angaben sollte dies binnen sechs Monaten wiederholt werden. Weiterhin findet meist bei Verdacht auf Pfeiffersches Drüsenfieber eine Ultraschalluntersuchung des Bauchraumes statt, um die Leber und die Milz auf Vergrößerungen zu überprüfen. Sind diese Organe vergrößert, sollten Sie auf jeden Fall auf die Einnahme von Acetylsalicylsäure verzichten, da die blutverdünnende Wirkung einen Milzriss begünstigen kann.

In dem großen Blutbild gibt es neben zahlreichen anderen Werten auch wenigstens sechs Marker, die genauer betrachtet werden sollten:

1. Das **IgM** (Immunglobulin M) ist die erste Streitmacht des Körpers gegen Angriffe gegen den Körper durch Viren, Bakterien oder Pilze. Somit ist eine erhöhte Konzentration, also mehr als 1,5 Milligramm pro Milliliter, ein sicherer Hinweis auf eine akute Infektion. Dies ist der erste Indikator für Infektiöse Mono-

nukleose und auch für einen erneuten Ausbruch, der bei allen Herpesarten auftreten kann. Die Lebensdauer der Zelle beträgt wenige Tage, weshalb es bei einer EBV-Infektion sowohl bei Erstinfektion also auch bei erneutem Auftreten nachweisbar ist. Die Sichtbarkeit im Blutbild dauert etwa acht bis zehn Wochen an, da während einer akuten Infektion stets neues IgM ausgeschüttet wird. Die Aufgabe des Immunglobulins ist die Zerstörung zahlreicher Zellen, sowohl von totem Gewebe als auch von Mikroben und anderen Krankheitserregern. Weiterhin melden diese Zellen auch dem Immunglobulin G, dass es benötigt wird, und steuern dessen Einsatz.

2. Das **IgG** (Immunglobulin G) ist Teil des erlernten Immunsystems. Es handelt sich hierbei um ein Protein, das als Späher fungiert, da es die Angreifer ausfindig macht und an andere Zellen des Immunsystems ihren Aufenthaltsort übermittelt. Auch ist es für das Sammeln von Informationen zuständig, um andere Zellen und Organe auf den Eindringling vorzubereiten. Dieses Immunprotein ist ein Teil der Gedächtniszellen, die über Jahre hinweg leben können und die gesammelten Informationen speichern. Der Wert des IgG tritt bereits früh bei einer Infektion auf, sinkt nach dem Abklingen etwas ab, bleibt aber lebenslänglich nachweisbar und kann bei erneutem Ausbruch wieder ansteigend ge-

messen werden. Es ist der Indikator für einen chronischen Verlauf, sofern dauerhaft gleichbleibend hohe Werte gemessen werden können. Der normale Wert bei erwachsenen, gesunden Menschen beläuft sich auf 7 bis 16 mg/ml. Eine verminderte Produktion des Proteins kann angeboren sein oder von Immunsuppressiva, Verletzungen oder anderen Beeinträchtigungen herrühren, so dass diese Umstände stets bei der serologischen Untersuchung in Betracht gezogen werden müssen. Dieser Wert eignet sich jedoch sehr gut für eine längerfristige Beobachtung, da dieser Wert den Verlauf der Infektion ziemlich genau beschreibt.

3. Das **VCA** steht für Virus Capsid Antigen und ist ein Protein auf der Virushülle, das mit Hilfe spezieller Testmethoden nachgewiesen werden kann. Auch, wenn EBV sehr weit verbreitet ist, werden diese Tests nicht regulär, sondern nur bei Verdacht geprüft. Das VCA kann allerdings schon vor der Symptomatik des PDF im Körper nachgewiesen werden. Da das Virus den Träger ewig begleitet, ist dieser Wert dauerhaft messbar.

4. Das **EBNA** erscheint dann im Blutbild, wenn unser Immunsystem spezielle Antikörper gegen das Virus gebildet hat. Dieser Wert zeigt sich in jenem Moment, in dem die akute Infektion ein Ende findet und die

latente Phase beginnt, in der sich das Virus vorerst geschlagen zu geben scheint und sich in unseren B-Lymphozyten versteckt. Das Kürzel steht für Epstein-Barr-nukleäres-Antigen. Die genaue Betrachtung dieses Indikators unterstützt eine Differentialdiagnose, denn ist dieser Wert vorhanden, können beispielsweise die Halsschmerzen und andere Symptome nicht vom Pfeifferschen Drüsenfieber verursacht worden sein, da die akute Phase bereits vorbei ist. Weiterhin unterstützt die Messung die Diagnose einer chronischen Infektion. Diese wird durch dauerhaft erhöhte Werte angezeigt.

5. Das frühe Antigen, in den Wertetabellen auch **EA**, ist bei etwa Dreiviertel der Patienten binnen der ersten eineinhalb Wochen für bis zu eineinhalb Monate nachweisbar und tritt bei Reaktivierung des Virus erneut auf. Damit ist das EA ein Indikator für eine kürzlich vergangene Infektion, so dass eine Erklärung für starken Leistungsverlust oder schwere Erschöpfung gegeben ist, die durch PDF verursacht wurde. Ebenfalls ist ein Wert ersichtlich, wenn eine erneute akute Phase stattgefunden hat.

6. Sind die **Leberwerte** erhöht, kann dies in Kombination mit einem erhöhten IgM-Wert auf eine akute Infektion hindeuten. Erhöhte Leberwerte allein können

hingegen zahlreiche Ursachen haben. Außerdem kann die Betrachtung des Blutes unter dem Mikroskop veränderte B-Lymphozyten anzeigen, die durch Vergrößerung und Veränderungen an der Außenhülle als EBV-Träger identifiziert werden können.

Da in manchen Fällen die oben genannten Werte durch unterschiedliche und teilweise noch nicht aufgeklärte Faktoren voneinander abweichen, kann auch ein erfahrener Arzt diese Ergebnisse fehlinterpretieren. Das Glück des Patienten ist in so einem Fall wieder das Immunsystem, denn wie erwähnt gibt es einen Teil dieser Instanz, der dazu lernt. Es gibt zwei Begrifflichkeiten, die eine Blutuntersuchung noch genauer machen: Affinität und Avidität. Die Affinität ist der Wille des Antikörpers, einen Angreifer außer Gefecht zu setzen und die Avidität bezeichnet die Fähigkeit beziehungsweise die Stärke der Bindung. Dazu ist es wichtig, zu wissen, dass das Immunsystem mit der Bildung von Antiköpern versucht, sozusagen Puzzleteile zu entwickeln, die das Virus unschädlich machen. Viele Viren haben auf ihrer Außenhülle Proteine in einer bestimmten Struktur, die das Immunsystem versucht, im Negativ zu kopieren. Das Immunsystem versucht also, ein perfektes Gegenstück zu kreieren, um das Virus unschädlich zu machen. Dieser Prozess beginnt bereits im frühen Stadium. Dort haben die Antikörper schon eine grobe Gegenstruktur entwickelt, sind aber nach wie vor nicht perfekt angepasst: Sie müssen sich erst weiterentwickeln, bis sie die ideale Passform gefunden haben. Mit einem Aviditätstest lässt sich bestimmen, wie weit dieser Prozess vorangeschritten ist, um beispielsweise eine Erstinfektion von einer Reaktivierung unterscheiden zu können oder um zu überprüfen, wie lange in etwa die letzte Infektion vergangen ist.

Neben der reinen Blutuntersuchung kann eine Betrachtung des Unterbauches mit dem Ultraschallgerät weiteren Aufschluss geben. Leber und Milz sind oft in der akuten Phase der Infektiösen Mononukleose stark geschwollen. Bei einer normalen Breite von elf Zentimetern kann die Milz dabei auf 16 Zentimeter anwachsen, was sowohl Schmerzen verursachen kann als auch die Wahrscheinlichkeit einer Milzruptur erhöht. Bei Sportlern befinden sich beide Organe ohnehin meist in vergrößertem Zustand, wodurch eine fortlaufende Behandlung mit wiederholtem Ultraschall unabdingbar ist, um die Entwicklung der inneren Organe zu verfolgen.

Die verschiedenen Symptome des Betroffenen müssen durch eine genaue Diagnostik bestätigt werden. Für das Symptom des Rachenbelags sollte ein Abstrich gemacht werden, um eine bakterielle oder eine Streptokokken-Infektion auszuschließen. Eine genaue

Betrachtung des großen Blutbildes kann durch die Werte der genauen Zusammensetzung der Blutkörperchen Aufschluss über eine mögliche vorhandene Leukämie geben, die mit den Symptomen Müdigkeit, Appetitlosigkeit, Schwindel oder auch gelegentliches Fieber übereinstimmen könnte. Weiterhin gibt das große Blutbild Aufschluss darüber, ob eventuell das nahverwandte Zytomegalie-Virus die Ursache für das Pfeiffersche Drüsenfieber sein könnte, denn etwa jeder fünfte PDF-Patient ist von diesem Virus betroffen. Die Lymphknotenschwellung kann ebenfalls von zahlreichen anderen Erkrankungen ausgelöst werden. Somit sollten Erreger oder Lymphome ebenfalls mittels Differentialdiagnostik ausgeschlossen werden. Da Immunerkrankungen wie das Humane-Immundefizienz-Virus (HIV) oder die drei Varianten der Hepatitis ebenfalls einige der Symptome verursachen können, kann es helfen, diese mit zu überprüfen, zumal eine Co-Infektion mit EBV in diesen Fällen besonders gefährlich werden kann.

Es gibt zahlreiche Erfahrungsberichte, die einen „Ärztemarathon" erwähnen, der am Ende leider kaum Aufschluss brachte. Die Erforschung dieser Krankheit und leider auch der meisten anderen Krankheiten, bei denen Verwechslungsgefahr bestehen kann, ist noch in der Entwicklung und man kommt den Erregern nur langsam auf die Spur. Allerdings ist die heutige Forschung im Allgemeinen weit vorangeschritten und mittlerweile gelten viele Erkrankungen, die noch vor Jahrhunderten die Menschheit in Angst und Schrecken versetzten, dank des Fortschrittes heute als ausgerottet. Aber selbst, wenn man sich nicht auf die im Mittelalter pandemischen Ausmaße der Schwarzen Pest bezieht, so wurden erst in den letzten Jahren auch bei teils neuartigen viralen Erkrankungen sehr schnell Maßnahmen und Impfstoffe gefunden, man denke nur an die verhältnismäßig kurzweiligen Paniken wegen Vogel- oder Schweinegrippe.

Für die Bekämpfung von Symptomen ist das Verständnis der Ursache unabdingbar, also halten Sie den „Marathon" durch, Ihre Ärzte möchten nur sichergehen, dass Ihnen keine falsche und eventuell fatale Diagnose gestellt wird.

Was können wir tun?

Es gibt zahlreiche Ansätze, um dem Epstein-Barr-Virus in seinen verschiedenen Phasen entgegenzuwirken. Die Schulmedizin hat noch keinen konkreten Schlachtplan gegen das Virus, ist aber auf einem wirklich guten Weg, wie deutsche Forschungsinstitute und Ärzte verlauten lassen. Obwohl seit über einem halben Jahrhundert an den Erregern geforscht wird, gibt es weder einen Impfstoff noch ein Heilmittel. Nur eine Linderung der Symptome ist in der Behandlung derzeit möglich. Alternative Medizin bietet weitere Möglichkeiten, darunter eine Ernährungsumstellung, um beispielsweise den Viren den Nährboden zu entziehen, die Einnahme von Supplementen, so dass der Körper von anderen Vorgängen entlastet wird und sich auf den Kampf gegen das Virus konzentrieren kann, und die Entlastung der Psyche durch unterschiedliche Entspannungsmethoden.

Genau wie der Krankheitsverlauf nach einer Infektion ist auch die Unterstützung für den Körper in jedem Fall individuell. Es gibt aktuell nicht „dieses eine Rezept“ gegen EBV. Was ich Ihnen aber gerne mitgeben möchte, sind Ideen und Ansätze, die Ihnen eventuell helfen, Ihren weiteren Weg zu beleuchten und somit Licht in das oft sehr düster gemalte Bild einer EBV-Infektion zu bringen.

PSYCHE

Schon die alten Griechen wussten, dass die Gesundheit des Körpers und jene des Geistes eng miteinander verbunden sind. Eines der wohl bekanntesten Beispiele ist Trauer: Wenn wir einen geliebten Menschen verloren haben, sei es durch das Ende einer Beziehung, durch eine große räumliche Trennung zur Familie oder gar durch einen Todesfall, ist man meist nicht nur appetitlos. Man fühlt sich schwach, es verursacht nahezu physische Schmerzen und in besonderen Fällen schlägt uns etwas so sehr auf den Magen, dass wir tatsächlich klinisch messbare Symptome bekommen.

Eine Magenschleimhautentzündung, Verdauungsbeschwerden oder Ähnliches treten plötzlich auf, ohne dass eine physische Ursache in Frage kommt.

Auch wenn es im ersten Moment paradox klingt: Das ist gut so. Einerseits ist es unser Körper, der uns das Tempo vorgibt: Wenn es unserer Seele oder Psyche, um es etwas greifbarer zu machen, nicht gut geht, dann gibt uns unser Körper zu verstehen, dass wir etwas ändern müssen. In den meisten Fällen ist es so, dass es ausreicht, Dinge zu erleben und zu tun, die wir genießen können und die uns Kraft spenden. Manchmal ist dabei das Beste, zu Hause im Kreis der Familie zu sein, aber auch Spaziergänge an der frischen Luft, Spieleabende mit Freunden, Ausgehen und gutes Essen, ein Buch lesen oder kreatives Schaffen können

Ventile sein, um der Psyche negative Lasten zu nehmen. Dies ist mit ein Grund, warum eine Krankschreibung Sie seit einigen Jahren nicht mehr an die Wohnung fesselt: Es ist eine Freistellung von beruflicher Tätigkeit aus gesundheitlichen Gründen. Sofern Sie nicht eine schwer ansteckende Infektion haben oder Bewegung Ihrer Genesung nicht zuträglich ist, haben Sie das Recht und sich und Ihrem Arbeitgeber gegenüber sogar die Pflicht, alles zu tun, was in Ihrer Macht steht, damit Sie schnellstmöglich gesund werden.

Jeder gute Arzt rät seinen Patienten, sich bei jeder Erkrankung dem Stress zu entziehen. Im Falle einer viralen Infektion wie beispielsweise Epstein-Barr ist es somit ebenso wichtig, negativen Stress so gut es geht zu vermeiden. Allerdings ist hier eine doppelte Betrachtung notwendig: Einerseits gibt es die akute Phase, in der Sie Schmerzen und Fieber haben, andererseits tritt möglicherweise die anschließende Erschöpfung oder bereits die lytische Phase ein, in der Sie mit Spätfolgen der Infektion zu kämpfen haben. Sollten Sie noch in der akuten Phase stecken, so sind Sie derzeit hochansteckend und es gilt, den Kontakt zu anderen Personen so gut wie möglich zu meiden und in Ihrem Haushalt dafür zu sorgen, dass gemeinsam genutzte Räume stets desinfiziert werden, damit es nicht zu Schmierinfektionen kommt und damit Sie andere in Ihrem Haushalt lebende Personen nicht gefährden.

Dabei geht es ausschließlich darum, die Gefahr einer Infektion so gering wie möglich zu halten. Auch bei bereits infizierten Personen besteht die Möglichkeit auf ein neues Aufkeimen des PDF, sollten diese mit „frischen" Viren in Verbindung kommen. In den meisten Fällen ist eine Eindämmung der akuten Infektion durch die Vermeidung von Kontakt und durch die Desinfektion von Gegenständen gut durchführbar, allerdings bleibt etwas mehr als ein Viertel der Träger lebenslänglich ansteckend.

Während dieser akuten Phase bedeutet Stress für Ihren Körper eine Ablenkung des Immunsystems. Ruhen Sie sich daher aus, trinken Sie ausreichend Wasser oder zuckerfreien Tee, genießen Sie frisches Obst und Gemüse oder gute Suppen, solange Ihnen das Schlucken noch schwerfällt. Besonders während des Fiebers sollten Sie still liegen bleiben, ein Buch lesen, einen Film ansehen, wenigstens acht Stunden am Tag schlafen – wobei Ihr Körper mehr verlangen wird – und möglichst den Körperkontakt zu anderen Personen meiden. So erreichen Sie, dass das Pfeiffersche Drüsenfieber schneller abklingt, als wenn Sie versuchen, weiterhin zur Arbeit zu gehen oder Ihre Fenster zu putzen. Beginnen Sie erst wieder mit leichten Tätigkeiten und kleinen Spaziergängen, wenn die Symptome abklingen und Sie sich besser fühlen. Besonders dieses Virus verlangt ein gutes Gehör, was die innere Stimme anbelangt. Sollte jemand in Ihrem nahen Umfeld aktuell erkrankt sein, unterstützen Sie diese Person so gut es geht, aber meiden Sie den Körperkontakt. Dies gilt leider auch für Kinder. Niemandem ist geholfen, wenn Sie sich bei Ihren Kindern oder Ihre Kinder sich bei Ihnen anstecken – das EBV macht leider keinen Halt vor Mutterliebe.

Wenn die akute Phase vorbei ist und Ihre physischen Symptome abgenommen haben, kann es sein, dass Sie sich weiterhin erschöpft fühlen. Vielleicht sind Sie aber auch in der vierten Phase angelangt und das Virus vergreift sich an Ihren gesunden Zellen und macht Sie krank. Ich wünsche Ihnen, dass nichts davon eintritt. Sollte dies aber doch der Fall sein, dann ist es nun besonders wichtig, den negativen Stress fernzuhalten und abzuschaffen. Ich sage negativer Stress, weil es zwei Arten von Stress gibt: guten und schlechten Stress. Schlechter Stress beinhaltet Krankheit, Trauer, Streit, Sorgen, Langeweile, Unzufriedenheit, schlechte Ernährung und negative Gedanken. Im Fachjargon nennt sich diese Sorte „Disstress", mit der griechischen Vorsilbe δύς- (dis- = schlecht, oder miss-), wie in Diskriminierung oder Disharmonie.

Diese und weitere Faktoren nerven, verletzen und stressen den Körper und den Geist. Um sich besser zu fühlen, gilt es, möglichst viele dieser Faktoren auszusortieren. Der für mich einfachste, schnellste und erste

Schritt ist dabei immer, mir eine Frage zu stellen und eine der Antworten zu wählen: Kannst du an dieser Situation etwas ändern? Ist die Antwort ja, mach dir keine Sorgen und ändere es. Ist die Antwort nein, kannst du es nicht ändern, dann musst du damit umgehen oder lernen, damit umzugehen.

Der weitere Weg nach dieser Frage kann bei beiden Antworten durchaus schwer und langwierig sein, aber in jedem Fall sollten Sie sich Gedanken machen, wie Sie den negativen Stress loswerden können, besonders Streitsituationen sind meist sehr belastend, aber im Vergleich zu anderen Faktoren schnell aufzulösen.

Die gute Art von Stress ist Eustress. Die griechische Vorsilbe εὐ- (= eu- oder ev- vor Vokalen) bedeutet „gut" oder „wohl", wie in Euphemismus oder Euphorie. Es ist die Art von Stress, die uns Tränen vor Lachen oder vor Glück in die Augen treibt. Er treibt den Puls an, beschleunigt den Atem und sorgt für eine Ausschüttung von Glückshormonen. Dieser Stress ist wohltuend und fördert die Gesundheit. Sie können ihn erleben, wenn Sie gute Gespräche mit netten Menschen führen, Ihre sozialen Kontakte pflegen, sich gut, gesund und lecker ernähren, Ihren Hobbies frönen, die freie Natur genießen und viel lachen. Dazu können Sie auch neue Aktivitäten ausprobieren, die Sie schon immer interessiert haben. Für positiven Stress gilt: Alles, was Ihnen gefällt, ist gut und gesund, stärkt Ihre Psyche, unterstützt so Ihr Immunsystem und sorgt für mehr Wohlbefinden, auch und ganz besonders bei Erschöpfung und Krankheit.

ERNÄHRUNG

Nervt Sie das auch? Ständig hört man aus allen Richtungen: „Iss mehr Gemüse“, „Trink genug Wasser“, „Stimmt Dein Vitamin-D-Spiegel?“. Ich hatte auch gehofft, das wäre vorbei, nachdem ich meine Füße endlich unter meinem eigenen Tisch hatte. Doch stattdessen hört man diese Ratschläge in der Werbung, auf Instagram und YouTube und Plakate brüllen die Botschaft von Wänden und Litfaßsäulen herunter. Und warum ist das so? Weil es stimmt. Ich wollte es lange nicht wahrhaben, habe lieber schnell eine Pizza gemacht, bin kurz in den nächsten Fastfood-Laden gegangen und so weiter.

Es ist bemerkenswert, dass wir heutzutage diese große Auswahl haben und auch schnell etwas Essbares zubereiten können. Weniger prächtig ist jedoch die Liste der Dinge, die in diesem schnellen Essen enthalten sind: Die vielkritisierten E-Nummern. Es sind Emulgatoren, die unabdingbar für Eiscreme sind, weil sonst keine geschmeidige, oft beworbene, sahnige Konsistenz möglich ist. Es sind Salze, die unzählige Eigenschaften mit sich bringen – unter anderem konservieren sie oder sie verstärken den Geschmack.

Erinnern Sie sich an die große Diskussion und den Beinahe-Eklat wegen des Mononatriumglutamat in Chinarestaurants? Die meisten dieser Zusatz- und Ergänzungsstoffe sind an sich nicht schlimm, nur die

Menge ist das Problem. Wir nehmen tagtäglich, auch ob der Hektik des Alltags, Unmengen an Stoffen zu uns, die der Körper von Natur aus nicht in dieser Menge verarbeiten kann. Schon die Aussage „von Natur aus" sollte Ihnen und mir diesbezüglich zu denken geben: Wir sind Jahrtausende davon entfernt, in Höhlen zu leben – sofern man Höhle nicht als vor Wetter und anderen Lebewesen geschützten, warmen Ort für die Familie definiert –, und dennoch hat eine sehr mächtige Kraft (ob die Evolution, eine Gottheit, das Schicksal oder etwas anderes – das sei Ihnen überlassen) lange daran gearbeitet, unseren menschlichen Organismus an seine Umgebung anzupassen.

Der Mensch freut sich zu wenig über dieses Geschenk, er nutzt diese Gabe, um sich möglichst schnell und möglichst ungesund zu ernähren. Unser Körper gibt sein Bestes, um uns am Leben zu halten, er verarbeitet 24 Stunden am Tag alle Schadstoffe, die wir aus unserer Umgebung aufnehmen: Abgase, Zigarettenrauch, fetttriefende Schmalzbällchen, Pommes Frites, Hähnchenschenkel und Zucker in jeder Farbe und Form und vor allem in jeder Geschmacksrichtung.

Sicherlich, der Seele tut das unglaublich gut und jeder, der sich mit Ernährung beschäftigt, sagt, dass es nicht gesund ist, sich immer zu gesunder Ernährung zu zwingen. Allerdings wird Ihnen eine langsame Umstellung in einigen Bereichen sicher schon helfen, besonders, wenn es um virale Infektionen geht. Im Gegensatz zu Bakterien lassen sich Viren kaum medikamentös bekämpfen, außer mit einigen wenigen Impfstoffen. Bei EBV ist der bisher einzige wirksame Schutz gegen eine langwierige und schlimme Infektion das körpereigene Immunsystem.

Damit dieses ausreichend Kapazitäten zur Bekämpfung der Viren frei hat, darf der Körper nur mit wenig anderem beschäftigt sein. Dazu bedarf es einer möglichst schadstofffreien Ernährung und Umgebung. Diese erzielen Sie ohne ein Studium der Ernährungslehre am einfachsten, wenn Sie beim Einkauf darauf achten, dass die Zutatenliste auf dem Etikett der Ware möglichst kurz ist. Noch besser ist es, wenn das Produkt gar kein Etikett hat, also Obst und Gemüse – ob frisch oder tiefgekühlt, spielt dabei keine Rolle. Dies ist der fundamentalste Hinweis zur Ernährung.

Um eine Ernährungsumstellung vorzunehmen, erweist es sich bei vielen Personen als hilfreich, mit einer Entgiftung zu beginnen. Dies kann mit Hilfe von entschlackenden Stoffen oder durch eine Fastenkur geschehen. Ich bitte Sie in jedem Fall, besonders, wenn Sie sich ohnehin auf irgendeine Weise körperlich unwohl fühlen, dies nicht ohne ärztlichen Beistand durchzuführen. Durch falsches Entgiften können Mangelerscheinungen auftreten, die Ihre Symptome verschlimmern oder weitere hinzufügen, das verbessert

Ihre Situation nicht. Speziell bei Essstörungen, Depressionen, Diabetes, Magen-Darm- oder Herz-Kreislauferkrankungen sollten drastische Umstellungen nicht ohne Rücksprache durchgeführt werden. Es spricht jedoch nichts dagegen, wenn Sie beginnen, auf Suchtmittel wie Alkohol und Zucker und auch auf alle nicht lebensnotwendigen Medikamente zu verzichten. Besonders, wenn Sie seit langem Schmerzmittel nehmen, kann schon das vorsichtige Absetzen oder Ausschleichen eine Verbesserung bedeuten, da Sie Ihren Körper so mit weniger Schadstoffen belasten.

Im Allgemeinen gilt, dass Sie „die üblichen Verdächtigen" meiden sollten: Nikotin, Koffein, Trinkethanol und ein Übermaß an Industriezucker.

Raw Eating

Eine etwas drastischere Variante als „gesunde Ernährung" ist das „Raw Eating", also der Verzehr von möglichst vielen rohen Speisen – Rohkost. Bei Rohkost ist darauf zu achten, dass alles stets gründlich gewaschen wird. Der große Vorteil bei Rohkosternährung besteht darin, dass diese unbearbeiteten Naturprodukte nicht nur eine Vielzahl an Spurenelementen und Vitaminen mit sich bringen, die oft im Garprozess gemindert werden oder spätestens in der Mikrowelle gänzlich verloren gehen, sondern auch, dass Obst und Gemüse einen hohen Wasseranteil haben. Damit füllen Sie schneller Ihren Bauch, erleben schneller ein Sättigungsgefühl, haben weniger schädlichen Zucker zu sich genommen und sind schneller an Ihr Essen gelangt als in einer Warteschlange der großen Fast-Food-Ketten. Eine große Verfechterin dieser Ernährung ist die Ärztin und selbst von EBV und chronischen Erkrankungen betroffene Dr. Zahra Bergmann.

Zu dieser Praxis gehören auch zahlreiche frisch gepresste Säfte. Aber nicht nur das Essen eines Apfels und das Trinken eines Orangensaftes ist in dieser Ernährungslehre enthalten und sie ist keineswegs vegetarisch oder vegan: Auch rohes, qualitativ sehr hochwertiges Fleisch und frischer roher Fisch landen auf der Speisekarte, außerdem alle anderen Produkte, die nicht hitzebehandelt sind, wie zum Beispiel Milch direkt von der Kuh.

Auf diese Weise lässt sich der Verlust der Inhaltsstoffe beim Garprozess umgehen, auch fallen einige Produkte gänzlich aus dem Speiseplan, da beispielsweise Nudeln nicht ungekocht verzehrt werden können. Bisher gibt es keine klinischen Studien über diese Ernährung, dafür hingegen zahlreiche Pro- und Kontra-Argumente. Ähnlich wie bei anderen radikalen Ernährungssystemen besteht jedoch auch hier die Gefahr von Mangelerscheinungen, die unter Umständen mit Supplementen ausgeglichen werden müssen. Sollten Sie diese Ernährungsweise in Betracht ziehen, ist es unabdingbar, dass Sie sich ausgewogen ernähren und auf eine variantenreiche Konstellation an Lebensmitteln achten, damit Eisen, Zink oder Omega-Fettsäuren nicht vernachlässigt werden. Im Zweifel gilt auch in diesem Fall: Konsultieren Sie gerne einen Arzt und lassen Sie sich diesbezüglich beraten.

Darmsanierung

Laktose, Histamin, Gluten – die drei mittlerweile wohl sehr weit verbreiteten Unverträglichkeiten. Diese können diverse Probleme mit sich bringen. Der Darm ist wegen seiner immensen Oberflächengröße einer der wichtigsten Wege zu Ihrer Gesundheit. Sie sollten ihn hegen und pflegen, denn er verarbeitet Ihre Nahrung so, dass all Ihre Organe und Systeme die notwendigen Bausteine bekommen. Ich treffe oft auf Personen, die ihre Lebensmittelunverträglichkeiten ignorieren. Es sei nicht so unangenehm, wie man immer hört und das bisschen Pupsen im stillen Kämmerlein würde schließlich niemanden stören.

Diese Leute haben nicht erkannt, dass sie damit ihrem größten Abwehrsystem schaden, indem sie dieses damit beschäftigen, ihr Bedürfnis nach Sahne, Brötchen und anderen allergenen Produkten zu befriedigen. Wer seine Unverträglichkeiten ignoriert, geht damit automatisch das Risiko ein, dass die Verdauungssysteme sich mit der Kompensation beschäftigen müssen, was automatisch die Konzentration von wichtigen Abwehrmechanismen ablenkt. Ähnlich wie bei unserem Gehirn ist Multitasking nur bis zu einem gewissen Maß für den Darm durchführbar. Wir haben nicht unendliche Immunabwehr-Ressourcen. Wer sich krank fühlt, wird schon allein durch die richtige Ernährung eine Besserung erzielen.

Zum Thema Darmsanierung gehört jedoch eine Menge mehr als nur Obst, Gemüse und der Verzicht auf Allergene. Diese Option ist ein Reset Ihres Verdauungssystems. Das ist besonders dann nötig, wenn Sie an Mangelerscheinungen leiden, medikamentös indizierten Durchfall haben oder sich anderweitig unwohl in der Bauchgegend fühlen. Die Folgen einer gestörten Verdauung reichen von Magenschmerzen, Sodbrennen und Übelkeit über Erschöpfung bis hin zu einer Infektanfälligkeit, bedingt durch mangelnde Abwehrkräfte. Um die Darmflora wiederherzustellen, gibt es zahlreiche probiotische Produkte, aber auch Naturheilpraxen bieten Programme zu dieser Methode an. Dabei wird durch Gespräche, Stuhl- und Blutuntersuchungen nach Symptomen und Ursachen geforscht, um aus den Ergebnissen die für den Patienten richtige Vorgehensweise zu ermitteln.

Während der Darmsanierung wird der Fokus daraufgelegt, das Gleichgewicht wiederherzustellen, was für einen gesunden Darm und somit für ein solides Immunsystem von essenzieller Bedeutung ist. Wie bei der Sanierung von Gebäuden kann dieser Prozess einige Wochen, je nach Beschwerden auch einige Monate, in Anspruch nehmen. Der Vorgang eignet sich sehr gut, wenn man eine Ernährungsumstellung vornehmen möchte, er kann aber auch bei länger andauernden, vielleicht auch nur minimal lästigen Beschwerden angewandt werden, um sich im Alltag wieder wohler zu fühlen.

Da Viren wie das EBV sowohl Schwachstellen im Immunsystem als auch stressbasierte Lebensphasen ausnutzen, hilft Ihnen bei einer langandauernden Problematik die Darmsanierung dabei, Ihr Essen wieder genießen zu können. Kaum etwas ist ein besserer Nährboden für Stress als die ständige Sorge darum, wie der Körper auf Nahrungsaufnahme reagiert. Völlegefühl, Blähungen und Übelkeit machen den Alltag zum Spießrutenlauf und lieber verzichten einige von uns möglichst lange auf Essen, um unter Menschen nicht mit peinlichen Konsequenzen eines unzufriedenen Darms konfrontiert zu werden. Da ich dies nicht empfehlen kann, informieren Sie sich, wo in Ihrem Wohnort ein Heilpraktiker, Homöopath oder ein Magen-Darm-Zentrum ist, damit Sie diesen Stressfaktor eliminieren können.

Der Ablauf einer Darmsanierung sieht vor, dass im ersten Schritt der Darm gänzlich entleert wird. Dies kann mithilfe von sanften Abführmitteln oder Einläufen geschehen. In beiden Fällen lassen Sie sich bitte ausführlich beraten, um nicht mehr Schaden anzurichten, als schon geschehen ist. Wichtig ist, dass Sie auf jeden Fall viel Wasser trinken, da Sie sonst sehr schnell dehydrieren können.

Wurden alle Feststoffe beseitigt, beginnt die Reinigung der Darmwände von Schadstoffen wie Darmhefepilzen und Bakterien, die entweder in hoher Menge oder schlicht fehl am Platz sind. Dazu erhalten Sie Antimykotika sowohl in der Drogerie als auch in der Apotheke, in der Homöopathie gibt es dazu Globuli mit entsprechenden Wirkstoffen. Sollten Sie sich in einer fachlichen Beratung befinden, werden Ihnen bestimmte Lebensmittel oder Zubereitungsmethoden angeraten, damit Ihre Ernährung nicht versehentlich zu einer expansiven Entwicklung von Darmhefen und -bakterien beiträgt. Parallel dazu können Heilerden zur Entsäuerung und Entgiftung – besonders von Schwermetallen – gegeben werden. Nach einer gewissen Einnahmezeit der Mittel erfolgt die Einnahme von Probiotika zur Rekultivierung der Darmflora.

Auch, wenn es vielleicht ein unangenehmes Thema ist, so ist der Darm so bedeutend für unser Wohlbefinden, dass man in diesem Bereich keinerlei Abstriche machen sollte. Eine Alternative zu der Darmsanierung kann das Fasten sein, dies sollten Sie aber in jedem Fall mit Ihrem Arzt besprechen, besonders, wenn Sie gesundheitlich ohnehin schon in Mitleidenschaft gezogen sind.

Spezielle Lebensmittel

Neben Ernährungs- oder Diätsystemen besteht auch die Möglichkeit, den Fokus auf bestimmte Inhaltsstoffe zu legen, welche bekanntermaßen Organe, Kreislauf, Herz oder Gehirn unterstützen und/oder antivirale Wirkung zeigen. Zudem kann man auch darauf achten, bestimmte Ingredienzien zu meiden, um entgegengesetzte Effekte zu verhindern.

Eine kleine Änderung in der Ernährung, die oft einen großen Unterschied macht, ist das Glas Wasser am Morgen. Wenn Sie dieses Wasser mit dem Saft einer halben Zitrone bei einer Temperatur von etwa 40° Celsius trinken, werden Sie einerseits sehr schnell wach sein, andererseits nehmen Sie bereits zu Tagesbeginn eine große Portion Vitamin C zu sich und Sie helfen Ihrem Körper, Übersäuerung zu verhindern, da Zitronensäure im Körper eine basische Wirkung hat. Übersäuerung ist heutzutage durch die moderne, hektische und oft überwürzte Ernährungsweise ein Problem geworden. Wenn Sie die Konsequenzen der Übersäuerung bereits ertragen müssen, ist eine Kur mit Schüssler Salzen sicherlich auch ein guter Rat. Viele Naturheilpraktiker, Homöopathen und Ernährungswissenschaftler empfehlen eine regelmäßige Entsäuerung, um die Darmflora zu stabilisieren und das allgemeine Wohlbefinden zu steigern.

Neben der Einnahme von Vitaminen, am besten über viel Obst und Gemüse, sind Spurenelemente, Proteine, gesunde Fette und Mineralien Teile der menschlichen Ernährung, die notwendig sind, um den Körper mit allem zu versorgen, was er benötigt. Für eine ausgewogene Ernährung ist dabei unabdingbar, dass Sie Ihrem Körper diese Nährstoffe ausreichend zuführen. In einem Fall, in dem sich Ihr Körper in einem Ungleichgewicht oder in einem Mangelzustand befindet, kann der Fokus auf bestimmte Lebensmittel gesetzt werden, um einen Ausgleich zu erwirken. In der heutigen Zeit wird dabei vermehrt auf Nahrungsergänzungsmittel zurückgegriffen, da diese meist schneller zur Verfügung stehen als frische Zutaten.

Im Falle einer viralen Belastung gibt es Lebensmittel mit antiviraler und abwehrunterstützender Wirkung. Antioxidantien für die Immunabwehr und für das Abfangen freier Radikale, unter anderem gegen Übersäuerung, finden sich in rot-violetten Früchten wie Granatapfel, Heidelbeere, Brombeere oder Himbeere.

Antivirale Eigenschaften wurden nachgewiesen in Produkten, die L-Lysin enthalten. Dies ist eine Aminosäure, die auch vermehrt in der Pharmaindustrie eingesetzt wird, um beispielsweise den Körper beim Transport anderer Wirkstoffe zu unterstützen, aber auch in der Immunologie und Virologie findet Lysin vermehrten Einsatz. Lysin befindet sich in zahlreichen Fleischsorten wie Geflügel oder Rind sowie in den dazugehörigen Milch- und Eiprodukten. Bei Ernährungspraxen wie dem Veganismus kann die Aminosäure über Hülsenfrüchte wie Linsen oder Sojabohnen eingenommen werden. Dem Lysin obliegt im Körper auch eine wichtige Rolle bei der Zellteilung. Sie können also mit einer ausreichenden Menge an Lysin – bei Erwachsenen sind das täglich etwa 30 Milligramm – dazu beitragen, dass Ihr Immunsystem genug Rohstoffe erhält, um viele Helfer- und Killerzellen zu produzieren.

Ein weiterer Vorteil von Lysin ist, dass es sich im Körper mit Arginin, einer weiteren essenziellen Aminosäure, mehrere Aufgaben teilt, wie beispielswiese die Größenregulierung von Blutgefäßen: Während Lysin diese verengt, erweitert Arginin die Gefäße. Besonders wichtig ist bei diesen Kontrahenten jedoch, zu wissen, dass Arginin als ein Auslöser für Herpesausbrüche gilt. Sämtliche Nüsse beinhalten Arginin und sollen, laut Forschung, während eines Herpes-Simplex-Ausbruches nicht zu sich genommen werden, da das Virus durch Arginin gestärkt wird. Lysin hingegen können die Viren nicht von Arginin unterscheiden – der offensichtlichste Unterschied der beiden Aminosäuren sind zwei Stickstoffatome mehr bei Arginin – und deren Vermehrungsfähigkeit wird durch Lysin unterbunden. Da auch EBV zu den Herpesviren gehört, ist es naheliegend, dass auch hier die Zellteilung der Antigene mit gezielter Einnahme von Lysin verringert werden kann. Dies kann leider nicht über die Ernährung geschehen, da Mutter Natur immer für ein Gleichgewicht sorgt und nahezu jedes Lebensmittel mit hohem Lysin-Anteil auch große Mengen an Arginin enthält. In diesem Fall ist eine Supplementierung ratsam. Beachten Sie dabei bitte, dass Supplemente teilweise sehr hoch dosiert sind und eine übermäßige Einnahme von Lysin zu Blutdruckbeschwerden führen kann. Ziehen Sie daher gerne einen Arzt hinzu, um Nebenwirkungen zu vermeiden.

Um Ihr Immunsystem weiter zu unterstützen, können Sie sich vermehrt an Ringelblume, Zitronenmelisse und Knoblauch halten. Diese Pflanzen sind seit Jahrhunderten für ihre heilsamen Kräfte bekannt und wirken außerdem antimikrobiell und antimykotisch. Sie haben hier also Alleskönner, die bei einer EBV-Infektion nicht nur dem Virus selbst, sondern auch den Schädlingen, die sich wegen des abgelenkten Immunsystems in Ihnen ausbreiten, Paroli bieten. In jedem Fall sollten frische Produkte verwendet werden, das lohnt sich besonders bei Knoblauch, da einerseits beim Trocknen oder Pulverisieren die wichtigen Wirkstoffe stark dezimiert werden und weil man andererseits nach der Einnahme von frischem Knoblauch nicht so streng riecht wie nach der Einnahme von behandelten Produkten. Es wird gelegentlich sogar empfohlen, bei einer akuten Infektion von PDF mehrere rohe Knoblauchzehen zu kauen. Sollte Ihnen der anschließende Mundgeruch unangenehm sein, erhalten Sie in der Apotheke Chlorophylltabletten, die dem Geruch besser entgegenwirken als Mundspray.

Zitronenmelisse wird meist in Tees verwendet und ist somit auch durch die Wärme doppelt wohltuend. Die Ringelblume erhalten Sie in zahlreichen Präparaten in Apotheke oder Drogerie, sowohl zur inneren als auch zur äußeren Anwendung. Mit Hautumschlägen können Sie Ihr größtes Organ – die Haut – von Schädlingen entlasten, als Teeaufguss unterstützen Sie zusätzlich die Verdauungssysteme. Eine ergänzende Unterstützung kann Ihnen Ingwer bieten. Dieser lässt sich frisch in Aufgüssen oder gerieben als Speisewürze verwenden.

Neben seinem sehr frischen Aroma bringt er nicht nur feine Schärfe ins Essen, er kann mit seiner entzündungshemmenden Wirkung als Tee oder Mundspülung auch Ihre Halsschmerzen und Schluckbeschwerden lindern, wenn Sie keine Schmerzmittel einnehmen möchten. Als Heißgetränk bringt der Ingwer außerdem Inhaltstoffe mit, die den Magen gegen Übelkeit und Unwohlsein unterstützen. Bei der Einnahme sollten Sie im Auge behalten, dass Ingwer den Blutdruck ansteigen lässt. Wenn Sie diesbezüglich bereits vorbelastet sind, verzichten Sie bitte auf dessen Einnahme.

Um zu gewährleisten, dass im Körper alle Stoffe gut zwischen den einzelnen Zellen und Organen transportiert werden können, ist es von besonderer Bedeutung, dass Ihr Elektrolythaushalt im Gleichgewicht ist. Dazu brauchen Sie einerseits eine ausreichende Menge an Flüssigkeit, wobei diese möglichst ungesüßt sein sollte, andererseits sollten Sie Ihrem Körper auch ausgiebig Ionen zuführen. Dazu zählen Magnesium und sein Antagonist Kalzium, außerdem Kalium, Natrium, Chlorid und Phosphat. Natrium und Chlorid nehmen wir täglich durch normales Kochsalz auf: Natriumchlorid – somit ist dieser Bedarf meist hinreichend abgedeckt.

Kalium erhalten Sie aus Bananen, wobei dabei zu beachten ist, dass ein erhöhter Kaliumspiegel zu Herzstolpern führen kann. Phosphate sind in nahezu allen behandelten Lebensmitteln enthalten und sollten eher auf eine Überdosierung hin überprüft werden, um dort gegebenenfalls gegenzusteuern.

Problematisch wird es für das Gleichgewicht der Elektrolyte bei körperlicher Anstrengung wie Sport oder einer fiebrigen Krankheit wie dem Pfeifferschen Drüsenfieber: Durch starkes Schwitzen verlieren wir Elektrolyte und Flüssigkeit, bei einer Magen-Darm-

Erkrankung wird das Ganze mit Durchfall noch verschlimmert. In diesen Fällen ist stets auf eine erhöhte Zufuhr an Wasser und Elektrolyten, darunter besonders Magnesium, zu achten. Magnesium stärkt unsere Nerven: sowohl die körperlichen, die für die Reizübertragung notwendig sind, als auch die mentalen, die in Stresssituation besonders stark sein müssen. Magnesium ist in vielen Lebensmitteln enthalten, jedoch oft stark gebunden und für den Körper kaum verwertbar. Bei akutem Drüsenfieber oder einer Dauerbelastung durch Epstein-Barr-Viren können Sie über erhöhte Magnesiumzufuhr die Reizbarkeit von Körper und Gemüt verringern. Dazu können Sie sich Präparate zur Einnahme besorgen, am besten aus Magnesiumoxid, da dieses besser vom Körper aufgenommen wird als Magnesiumchlorid. Unterstützend können Sie auch Präparate als Badezusatz verwenden, zum Beispiel für ein dann doppelt entspannendes Fußbad am Abend. In weniger gravierenden Fällen kann auch die Einnahme von Magnesiumbrausetabletten aus der Drogerie helfen.

So, wie sich Lysin zu Arginin verhält, verhält sich Magnesium zu Kalzium: Wir benötigen Kalzium für die Regeneration und den Aufbau der Muskeln, allerdings führt ein erhöhter Kalziumspiegel zu Verdauungsproblemen, was wir im Fall einer EBV-Infektion nicht gebrauchen können. Magnesium reguliert den Kalziumspiegel und sollte daher in ausreichender Menge vorhanden sein, um eine Hyperkalzämie zu verhindern.

Um Ihren Elektrolythaushalt prüfen zu lassen, kann Ihr Arzt sich Ihre Blutwerte ansehen. Ohne ein diesbezügliches Gleichgewicht hilft kein Ingwertee und auch kein frischer Knoblauch, wenn die Wirkstoffe nicht an die Orte gebracht werden können, an denen sie gebraucht werden. Daher trinken Sie mindestens zwei Liter Flüssigkeit am Tag: lieber stilles als sprudelndes Wasser, ungesüßten Tee und gerne auch ein oder zwei Gläser frisch gepressten Obst- oder Gemüsesaft.

KÖRPER

Unser Körper ist nicht nur dann unser Kapital, wenn wir auf dem Laufsteg oder auf einem Fußballfeld unterwegs sind. Wenn unser Körper nicht ausgeglichen und gesund ist, leidet nicht nur er, auch unsere Psyche wird stark belastet. Ich weiß nicht, wie es Ihnen damit geht, aber wenn ich krank bin und weder zur Arbeit gehen noch im Haushalt tätig werden oder mit den Kindern spielen kann, fühle ich mich schlecht und werde noch gestresster, weil so viele Aufgaben liegen bleiben müssen. In diesen Fällen ist es für mich besonders hilfreich, mir Folgendes ins Gedächtnis zu rufen: Wenn man sich nicht auskuriert, wird man mit sehr hoher Wahrscheinlichkeit bei jeder Infektion, nicht nur bei EBV, einen Rückfall erleiden, der schlimmer wird, länger andauert und noch schwerere Folgen mit sich bringen kann. Also ruht man sich aus, solange es notwendig ist.

Wenn Sie an Infektiöser Mononukleose leiden, ruhen Sie sich bitte aus. Schlafen Sie viel, lesen Sie, sehen Sie sich Filme an oder auch YouTube-Videos über Regenbogenkuchen – wichtig ist nur, dass Sie sich ausruhen und Ihrem Körper die Entspannung besorgen, die er braucht, um sich gänzlich auf die Bekämpfung des Virus zu konzentrieren. Je besser Sie sich auskurieren, desto schneller können Sie wieder tun, was Sie möchten. Nach einer akuten Infektion sind Sie sehr wahrscheinlich noch einige Wochen ansteckend, vermeiden Sie daher noch längere Zeit Körperkontakt und nutzen Sie Desinfektionsmittel für die Hände und für die Gegenstände, die Sie und andere berühren. Vermeiden Sie zudem so gut es geht, sich ins Gesicht zu fassen, um die Ansteckungsgefahr so gering wie möglich zu halten. Diese Regeln gelten auch andersherum, sollte jemand in Ihrer Umgebung erkrankt sein.

Sofern Ihr Fieber Sie nicht ins Bett zwingt, versuchen Sie, täglich kleine Spaziergänge zu machen oder sich an warmen Tagen nach Möglichkeit im Garten oder auf dem Balkon auszuruhen. Die frische Luft wird Ihnen guttun und Sonnenlicht schenkt Vitamin D, was für ein gut funktionierendes Immunsystem unabdingbar ist.

Nehmen Sie sich ein Notizbuch und notieren Sie, wie Sie sich wann und nach welcher Aktivität oder nach welchem Essen fühlen. Sie können dazu die berühmte Skala von eins bis zehn nutzen, auf der eins für „hundeelend“ und zehn für „pudelwohl“ steht. Dies hilft Ihnen, zu reflektieren, wie gesund Sie sich fühlen und auch Ihr Hausarzt kann daraus Rückschlüsse für die weitere Vorgehensweise ziehen.

Wenn Sie sich sicher sind, dass Sie wieder gesund sind, fangen Sie dennoch langsam an. Bei Sportlern ist es ratsam, mit geringen Distanzen oder Gewichten zu beginnen und vor einem vollen Einstieg auszutesten, wie der Körper auf Belastung reagiert. Wenn Sie direkt nach einer Infektion wieder mit der Belastung beginnen, aus der Sie die Infektion herauskatapultiert hat, kann es sein, dass Ihr Immunsystem wieder einbricht und Sie einen Rückfall erleiden.

Wenn Sie vor dem Ausbruch zwei Stunden lang Fahrrad gefahren sind, beginnen Sie mit Strecken über 20 Minuten mit wenig oder keinen Erhebungen. Wenn Sie dies in den ersten Versuchen ohne Probleme geschafft haben, steigern Sie sich langsam. In dieser Phase müssen Sie Ihren Körper ganz besonders gut beobachten. Es gibt Fälle, in denen Athleten sich übernommen haben und Kreislauf und Immunsystem gänzlich zusammengebrochen sind, bedenken Sie nur das Beispiel Olaf Bodden.

Auch bei der Rückkehr an den Arbeitsplatz gilt: Schonen Sie sich, so gut es geht. Sortieren Sie nach Möglichkeit die Aufgaben mit dem höchsten Stressfaktor in einen späteren Arbeitsvorgang, bitten Sie Ihre Vorgesetzen darum, einige besonders schwierige Aufgaben an einen anderen zu verteilen oder auf einen anderen Zeitpunkt zu verlegen. Wenn Sie mehrere Wochen außer Gefecht gesetzt waren, werden die meisten Vorgesetzten Verständnis dafür haben. Suchen Sie diesbezüglich das Gespräch, auch Ihr Arbeitgeber hat eine Sorgfaltspflicht Ihnen gegenüber. Sollte dieser sich uneinsichtig zeigen: Auch andere Firmen haben schöne Arbeitsplätze. Ihre Psyche wird es Ihnen danken, wenn Sie solch einen Stressfaktor aussortieren.

Wenn Sie Kampf- oder Kontaktsport betreiben, sollten Sie in jedem Fall Rücksprache mit Ihrem Arzt halten, da nur dieser Ihnen sagen kann, ob Ihre Leber und Ihre Milz weiterhin geschwollen sind. Bei schwerem Heben und eventuellen Hieben oder Tritten in den Bauchraum kann eine angeschwollene Milz fatale Folgen haben, darum sollte diese besonders beobachtet werden. Ohne ärztliche Freigabe sollten Sie daher auf keinen Fall wieder in das Training oder in die Wettkämpfe einsteigen.

Um sich während einer akuten oder noch geschwächten Phase fit zu halten, können Dehnübungen und Yoga in den eigenen vier Wänden praktiziert werden. Dabei strapazieren Sie den Körper nicht zu sehr, können direkt wieder ins Bett fallen, wenn es zu anstrengend wird oder unterstützen mit bestimmten Übungen sogar den Heilungsprozess, beispielsweise mit Yoga für eine gesunde Verdauung.

In gesunden Phasen ist es ratsam, sich auf jeden Fall einem Sport zu widmen, da Bewegung den Körper fit hält und das Immunsystem stärkt. Es muss dabei kein tägliches Muskeltraining sein, Sie können auch tanzen gehen oder sich einen Mannschaftssport wie Handball oder Tischtennis aussuchen, um sich in Form zu halten. Neben der physischen Wirkung erzielt Sport außerdem einen positiven Effekt auf die Psyche, da Glückshormone wie Serotonin und Noradrenalin ausgeschüttet werden. Dies unterstützt einmal die körpereigene Abwehr und verringert auf der anderen Seite den Stress, den wir täglich mit uns herumtragen.

Neben Ernährung, Bewegung und der Psyche bedarf es noch eines weiteren umfangreichen Aspektes, der oft vernachlässigt wird: Die Körperpflege umfasst nicht nur Bewegung und gutes Essen, sondern auch Körperhygiene und eine gesunde Haut.

Die Haut ist das größte Organ und kommt noch vor allen anderen Körperteilen mit der Umwelt in Kontakt. Wir nehmen Stoffe aus der Luft, aus Cremes oder Salben auf, aber auch Mikroben, Bakterien, Pilze und diverse andere Krankheitserreger sollen von unserer Haut abgewehrt werden. Berücksichtigen Sie diesen Faktor, entlasten Sie einen Teil Ihres Immunsystems. Pflegen Sie Ihre Haut gut, cremen Sie sie ein – auch die Männer bitte. Dies ist sowohl in den kalten als auch in den warmen Monaten wichtig. Trocknet Ihre Haut aus, wird sie porös und rissig, wodurch Sie nur noch sehr geringen Schutz bieten kann.

Mit Cremes und Lotionen ohne Zusatzstoffe oder für besonders sensible Haut können Sie in diesem Fall die besten Erfolge erzielen. Meine Lieblingsprodukte aus diesem Bereich sind die für Neugeborene. Diese

Produktreihen sind besonders gründlich getestet, duften nur dezent und helfen auch erwachsener Haut.

ALTERNATIVE ANSÄTZE

Alternativmedizin umfasst alle nicht schulmedizinischen Bereiche, also Behandlungsmethoden, die nicht hinreichend wissenschaftlich belegt sind. Dabei geht es oft um den Umgang mit dem eigenen Körper und dem inneren Ich, aber auch um die Einnahme von pflanzlichen Präparaten oder um die Behandlung des Körpers mit Substanzen unterschiedlicher Herkunft.

Besonders in Fällen, in denen die Forschung noch nicht weit genug vorangeschritten ist, um pharmazeutische Gegenmittel zu stellen, ist es für eine Vielzahl von Menschen zu einer Notwendigkeit geworden, sich mit diesen Alternativen auseinanderzusetzen, um einen Weg zu finden, die Symptome zu lindern. Keine der hier aufgeführten Methoden kann Ihnen helfen, sich von dem Virus gänzlich zu heilen. Allerdings gibt es Belege dafür, dass die hier aufgeführten Ansätze helfen können, mit bestimmten Symptomen umzugehen oder lästige bis schmerzhafte Folgen der EBV-Infektion zu verhindern.

Einige der aufgeführten Maßnahmen sind besonders hilfreich für den Magen-Darm-Trakt, der bei jeder Erkrankung zu leiden hat, denn wer krank ist, kann oder mag oft nicht ausreichend und gesund essen. Aber auch die Psyche profitiert außerhalb einer viralen Problematik von manchen Vorgehensweisen. Einige der dargestellten Ideen werden Ihnen möglicherweise sehr drastisch vorkommen, dennoch sind alle getestet worden und haben manchen Menschen geholfen. Nicht jede Art ist für jedermann geeignet, allerdings bitte ich Sie, offen für alles zu sein. Sollte es Ihnen oder einem geliebten Menschen derzeit aufgrund des EBV oder einer seiner Folgen nicht gut gehen, ist es möglicherweise sinnvoll, die eine oder andere Methode für einige Zeit auszutesten. Denn alles, was hilft, ist es wert, versucht zu werden.

Meditation

Auch wenn sich im Anschluss ein Kapitel über asiatische Heilmethoden befindet, so hat die Meditation sich ein eigenes Kapitel verdient, da diese als einzige Methode die Heilkräfte aus dem eigenen Inneren nutzt und keine Unterstützung durch Lebensmittel oder Ergänzungsmittel benötigt.

Meditation ist etwas, womit sich manche Menschen nicht anfreunden können, weil es „nicht funktioniert“, dieses Stillsitzen und Nachdenken helfe einfach nicht. Ich habe auch lange so gedacht, bis ich irgendwann wegen diverser Gründe bereit war, es zu versuchen. Wer glaubt, man müsse von Anfang an eine Verbindung zu einem höheren Wesen, zu einem Geist, zum Universum oder zu anderem haben, der irrt sich. Im ersten Schritt ist Meditation eine Tätigkeit, die Sie nur für sich und mit sich ausüben. Besonders in Anfängermeditationen geht es darum, dem eigenen Körper nachzuspüren, die Konzentration auf die Atmung zu legen und in sich hineinzuhorchen.

Es ist nicht nur eine wunderbare Möglichkeit, sich eine kleine Auszeit zu nehmen, man lernt auch nach und nach immer mehr, den Stress, die Gedanken und die Schmerzen gehen zu lassen und man kann so zu sich zurückfinden. Besonders, wenn im Körper viel Unruhe herrscht, immer wieder die Befindlichkeiten von gut zu schlecht wechseln, teils mehrfach am Tag die Laune umschwingt und nichts dagegen zu helfen scheint, kann es Wunder wirken, sich auf sich selbst zu konzentrieren.

Es ist sicherlich nur in sehr seltenen und besonderen Fällen – wenn überhaupt – möglich, mit dieser Tätigkeit eine vollständige Selbstheilung herbeizuführen, aber ich verspreche Ihnen, dass es hilft, Stress abzubauen und den Fokus zurückzugewinnen, wenn das Diagnosechaos überhandnimmt oder wenn Morpheus Sie nicht mehr fest genug umarmt, damit Sie Erholung finden können. Es gibt für diverse Situationen geführte Meditationen, die Ihnen helfen, sich auf das zu konzentrieren, was in Ihrer Situation wichtig ist. Und da es keine negativen Nebenwirkungen hat, kostet es Sie lediglich etwas Zeit und ein wenig Zuversicht, es auszutesten.

Asiatische Methoden

Eine für viele Menschen erfahrungsgemäß wirksame Behandlungsmethode ist die Akupunktur. Erwiesenermaßen gibt es am ganzen Körper Reflexzonen, die bei bestimmten Beschwerden oder zur Vorbereitung auf bestimmte Situationen stimuliert werden können. So ist zum Beispiel das Massieren der weichen Fläche zwischen Daumen und Zeigefinger hilfreich, wenn man nervös ist, denn es beruhigt. Auch gibt es mittlerweile Handschuhe und Socken, auf denen Hand- und Fußreflexzonen aufgezeichnet sind.

Akupunktur ist etwas genauer als das und kann bei diversen Beschwerden Linderung verschaffen. Bei dieser Behandlungsmethode werden feine Nadeln ein winziges Stück in die Haut gepikt. Ziel des Ganzen ist es, bestimmte Energielinien im Körper zu aktivieren oder zu befreien.

Durch die Stimulation der Haut mit den Nadeln werden die entsprechenden Meridiane aktiviert und eventuelle Blockaden werden gelöst. Dies hilft bei Unruhe, Schlafstörungen, zahlreichen Schmerzzuständen wie beispielsweise Migräne, bei Angstzuständen oder bei der Rauchentwöhnung. In jedem Fall ist es aber eine Behandlung, deren Wirksamkeit bei der Linderung bestimmter Beschwerden wissenschaftlich belegt ist. In vielen Fällen wird Ihre Krankenkasse die meist 30-minütigen Sitzungen wenigstens zum Teil übernehmen. Bei einer chronischen Erkrankung durch das Epstein-Barr-Virus, beim Erschöpfungssyndrom oder bei Beschwerden beim Schadstoffabtransport aus dem Körper kann die Stimulation mit dieser Technik eine Verbesserung des Immunsystems bewirken, den Energiefluss in Ihrem Körper wieder aufleben lassen und ähnlich einer Lymphdrainage das Lymphsystem oder aber die Nierentätigkeit anregen und auf diese Weise bei einer Entgiftung des Körpers unterstützend wirken.

Eine weitere, in der westlichen Welt noch recht unbekannte Methode ist die Mykotherapie. Hierbei wird mit Hilfe von Heilpilzen eine naturheilkundliche Therapie durchgeführt. Allerdings werden in dieser Praxis weder probiotische Substanzen noch Penicillin verabreicht, sondern tatsächlich essbare Pilze verwendet, um eine medizinische Wirkung zu erzielen.

Diese Pilze werden häufig auch in supplementäre Präparate umgewandelt, um die Konzentration der Wirkstoffe und die vereinfachte Einnahme zu gewährleisten. Bedauerlicherweise sorgt das Klima in unserer Region dafür, dass die meisten dieser medizinisch verwendbaren Pilze nicht einfach im Wald aufzufinden sind und keinen Platz in der deutschen Küche finden. Ebenso bedauerlich ist es, dass Pfifferlingen und Champignons bisher keine immunstärkende Wirkung nachgewiesen werden konnten.

Dennoch gibt es Pilze, die als Medikamente in asiatischen Ländern anerkannt sind und das Immunsystem derart stimulieren, dass sogar Krebszellen besser aus eigener Kraft bekämpft werden können. Dazu zählen Tanzpilze, Lebenspilze, Unsterblichkeitspilze, Wolkenpilze und andere vielversprechende Namen. Da solche Bezeichnungen meist aus dem Volksmund stammen und in irgendeiner Weise mit der Nutzung oder Wirkung in Zusammenhang stehen, ist es lohnend, sich diese Methode genauer zu anzusehen. Die bekannteren Namen der Pilze lauten Shiitake, Maitake, Reishi, Yun-Zhi, Agaricus, Cordyceps, Polyporuy umbellatus und Coriolus versicolor.

Alle genannten Pilze haben einen hohen Anteil an Alpha- oder Beta-Glucan, das – so wird vermutet – für die besonders effektive Wirksamkeit gegen Tumore und virale Infektionen verantwortlich ist. Im deutschsprachigen Raum gibt es bisher nur wenige Ärzte und Heilpraktiker, die sich mit dieser Therapierichtung befassen, was sich jedoch hoffentlich bald ändert. Die Behandlung mit diesen Pilzen wird in Asien nicht nur erfolgreich gegen die schrecklichen Nebenwirkungen einer Chemotherapie durchgeführt, es werden auch Krebstumore mit Hilfe der Gewächse und ihrer Inhaltsstoffe kleingehalten.

Weiterhin hat man Studien durchgeführt, bei denen die Sterblichkeitsrate der mit Vogelgrippe-Viren infizierten Labortiere von 100 % auf 70 % gesunken ist. Wenn diese Pilze das schaffen, dann kann EBV sich warm anziehen.

Naturheilkunde

Neben den bereits erwähnten naturheilkundlichen Ansätzen wie der Darmsanierung gibt es noch die Aromatherapie, die mit Hilfe von ätherischen Ölen psychosomatische Beschwerden lindern kann. Diese Methode ist vielleicht besonders dann interessant, wenn bei Ihrer Ernährung alles in Ordnung ist, Sie aber durch Schlafstörungen, Angstzustände oder posttraumatische Belastungen derart in Mitleidenschaft gezogen sind, dass Sie trotz aller Arztbesuche, Baldrian, Schlafmitteln und anderer Medikamente keine innere Ruhe finden. Auch sonst kann der Einsatz von für Sie angenehmen Düften in der Wohnung oder am Körper eine entspannende und stressabbauende Wirkung haben, allerdings wird durch diesen Ansatz ein körperliches Leiden nur dann gelindert, wenn es psychischen Ursprungs ist.

Die Homöopathie hingegen hat mit pflanzlichen Wirkstoffen bereits gute Ergebnisse gegen eine klinisch apparente – symptomatisch verlaufende – Infektiöse Mononukleose gefunden, die jenseits der Einnahme von Schmerzmitteln verläuft, zumal die Nutzung von Ibuprofen oder Paracetamol auch die Verdauungsorgane sowie Leber und Nieren schädigen kann. Da es bei der homöopathischen Therapie besonders auf eine individuelle Betrachtung des Patienten ankommt und die Konstellation von Lebensumständen, Symptomen und Psyche eine besondere Rolle spielt, kann ich Ihnen an dieser Stelle keine konkreten Mittel vorschlagen, da die Zusammensetzung je nach Patient unterschiedlich ausfällt.

Da aber eine Behandlung dieser Art nicht von jeder Krankenkasse übernommen wird, sondern oft der Hinweis erscheint, dass eine Übernahme der Kosten nur bei bestimmten Praxen oder Medikamenten stattfinden kann, ist es wichtig, dass Sie sich vorab bei Ihrer Krankenkasse informieren, inwieweit die Kosten bei Ihnen verbleiben, damit Sie nicht nach erfolgreicher Therapie Haarausfall wegen der horrenden Rechnung bekommen.

Neben der Therapie mit Globuli und wirksamen Heilpflanzen kann die Einnahme von kolloidalem Silber zahlreiche Beschwerden lindern oder sogar beseitigen. Zu diesem Wundermittel gibt es Erfahrungsberichte aus aller Welt und besonders aus der gesamten Neuzeit, denn vor der Entdeckung antibiotischer Medikamente wurde diese Flüssigkeit gegen Infekte, Verbrennungen, Viren und diverse andere gesundheitliche Beschwerden, Infekte und Verletzungen genutzt. Die Einnahme von kolloidalem Silber sollte auf keinen Fall über einen langen Zeitraum erfolgen, kann aber als Kur unterstützend wirken, um die akute Symptomatik des PDF schnell zu beenden oder zu dezimieren.

Besonders dann, wenn Sie bereits gegen viele Antibiotika resistent oder sogar allergisch sind, kann das kolloidale Silber Ihnen dennoch helfen, die Infektion einzudämmen. Die Wirkung kolloidalen Silbers reicht von antibakteriell über entzündungshemmend und juckreizlindernd bis hin zur Unterstützung der Knochenheilung. Bei der Anwendung sollten Sie auf jeden Fall darauf achten, dass Sie nicht versehentlich an der falschen Tinktur sparen und ionisiertes Silber kaufen. Wichtig sind vor allem die Reinheit des genutzten Wassers, die Lagerung in einer dunklen Glasflasche und die Beschreibung in Parts per Million (ppm), damit Sie eine Angabe über die Konzentration haben. Bei einer dauerhaften Anwendung und Überdosierung kann es zu einer Grau- oder Blaufärbung der Haut kommen, sonst sind jedoch keine Nebenwirkungen bekannt. Es wird empfohlen, nicht länger als vier Wochen täglich einen Milliliter pro Liter Wasser mit maximal 50 ppm zu sich zu nehmen, wobei die Tagesdosis drei Milliliter nicht überschreiten sollte. Da jeder Mensch verschieden ist, sollten Sie hier aber vorher unbedingt ihren persönlichen Hausarzt konsultieren.

Die Wirksamkeit zieht das Silberwasser aus der Fähigkeit, in die Zellen der Schädlinge einzudringen und dort quasi den Stecker zu ziehen, also aus Bakterien und Viren unwirksame Hüllen zu machen. Mit dieser Fähigkeit entlastet das Silber das Immunsystem und bietet diesem so die Gelegenheit, sich eher auf Eindringlinge zu konzentrieren, die das Silber nicht gänzlich unschädlich machen kann.

Weitere Ansätze

Ein nachweislich wirksamer Ansatz ist die Lymphdrainage. Dabei werden die Bereiche des Körpers, in denen sich die Lymphknoten befinden, stimulierend massiert, damit das System besser arbeitet und Schadstoffe abtransportiert. Bei einer akuten Infektion von Infektiöser Mononukleose kann diese Lymphdrainage helfen, die schmerzenden Lymphknoten abschwellen zu lassen. Eine Stärkung des Immunsystems ist medizinisch bisher nicht belegt, Ihr Arzt wird Ihnen allerdings bei Fieber, Herz-Kreislauf-Beschwerden, Thrombose und Schilddrüsendysfunktion davon abraten. Sollten Sie allerdings vermuten, dass Ihre Fibromyalgie eine Spätfolge des EBV ist, so kann die Lymphdrainage helfen, gegen die Schmerzen anzugehen.

Steht Ihnen keine ärztlich begleitete Lymphdrainage zur Verfügung oder diese ist aufgrund Ihrer Symptomatik nicht notwendig, kann auch eine einfache Kopf-, Fuß- oder Rückenmassage gegen Muskelschmerzen, allgemeine Abgeschlagenheit und gegen eine Anspannung physischer und psychischer Natur helfen. Diese ist dann besonders in Verbindung mit duftendem Massageöl quasi als Aromatherapie für Zuhause hilfreich gegen Stress und Anspannung. Dazu eignen sich besonders Düfte wie Lavendel, Ylang-Ylang oder Orangenöl.

Eine weitere Unterstützung im Alltag kann eine Aromatherapie oder wenigstens eine Duftöllampe im eigenen Heim sein. Sie können sich für Ihre vier Wände Duftkerzen oder Duftöle aussuchen, die Ihnen zusagen. Die soeben erwähnten Düfte helfen auch als Umgebungsduft in eine ruhige Nacht und in einen tiefen Schlaf hinein, ebenfalls helfen sie beim Hereinkommen in eine Meditation.

Etwas umfangreicher ist das Befassen mit der Humorallehre: Die alten Griechen hatten die Theorie, dass im Körper ein Gleichgewicht der Säfte herrschen muss, wobei diese von vier Säften ausgingen: Dem roten Blut, der gelben und der schwarzen Galle und dem Schleim, dem die Farbe Weiß zugeordnet wird. Jeder dieser Flüssigkeiten ordneten Galenos, Hippocrates und Polybos Eigenschaften zu:

Sanguiniker haben zu viel rotes Blut, sie sind warm und feucht, deren Charakter ist tendenziell heiter und aktiv.

Melancholiker haben zu viel schwarze Galle, sie sind der Farbe entsprechend eher traurig und grüblerisch, die Zuordnung ist kalt und trocken.

Choleriker sind wegen des Übermaßes an gelber Galle leicht reizbar, ihr Temperament gilt als warm und trocken.

Zu guter Letzt die Phlegmatiker: Ihr Überschuss an weißem Schleim macht sie unbeteiligt und apathisch, sie gelten als kalt und feucht.

Diese Lehre ist eine Methode, sich besser einzuordnen und sie hat sehr viel mit Selbstreflexion zutun und aus medizinischer Sicht sicherlich nichts mit einem Ungleichgewicht zwischen den vier Körpersäften. Allerdings bewegt sich diese Methode weiter in eine Richtung, die vielleicht einen Weg in Ihre Gedanken finden sollte: Bei dieser Betrachtungsweise geht es nicht nur um Körperflüssigkeiten und das Einstufen des Charakters in ein Schema, es ist auch mit Sternzeichen und vor allem von Beginn an mit den vier Elementen Erde, Feuer, Luft und Wasser verbunden.

Die Idee dahinter ist, dass jeder Mensch ein Element, ein Tier, ein Organ, eine Farbe, eine Blume, einen Edelstein und viele andere Dinge hat, die seinen Charakter und Körper unterstützen. Dazu gehören aber nicht nur Dinge, die man wohl eher unter der Kategorie Esoterik einordnen würde, sondern auch die Ernährung findet darunter ihren Platz. So wird zum Beispiel der Choleriker, ernährt er sich nur mit Lebensmitteln, die den Kategorien warm und trocken zugeordnet sind, nur noch reizbarer, da er seine natürlichen Charakterzüge mit der Ernährung steigert, anstatt zu versuchen, ein Gleichgewicht zu erzielen. Diese merkwürdig anheimelnde Methode ist eine Art und Weise, mit der man seinen Charakter etwas einstufen kann, um sich besser selbst einzuordnen und nicht gegen seine Natur zu arbeiten.

In zahlreichen Seminaren und Büchern werden Sie ähnliche Kategorien finden, jeder Persönlichkeitstest ordnet Sie in Kategorien ein und auch das Verhalten und Ihre gesundheitlichen Belange können in solche oder ähnliche Kategorien eingestuft werden. In Bezug auf die Ernährung ist dies nur ein anderer Weg, seinen Speiseplan der Situation anzupassen.

Hoffnungsvolle Nachrichten

Das EBV ist hinterhältig und kann schweren Schaden anrichten, das ist wahr. Und es ist schockierend, dass bisher weder Impfstoff noch Gegenmittel gefunden wurden. Allerdings wurde von der deutschen Regierung im Januar 2019 die Dekade gegen Krebs ausgerufen, was der Forschung gegen Epstein-Barr-Viren horrende Fördergelder verschafft hat.

Die teilnehmenden Forschungszentren sind deutschlandweit verteilt und stehen in internationaler Zusammenarbeit mit zahlreichen Ländern. Sie sind guten Mutes, weitere Durchbrüche zu erzielen. Weitere Durchbrüche? Sicherlich. Die Information, dass EBV mittels seiner Proteinhülle Schaden in den menschlichen Zellen anrichtet und diese zu Krebszellen mutieren lässt, wurde schon vor der Unterstützung der Regierung ermittelt. In Kooperation mit den besten Forschungsinstituten Deutschlands – Charité in Berlin, TUM in München, Helmholtz-Zentrum und andere – konnte wenigstens schon ein großes, langjähriges Forschungsprojekt mit jungen Patientinnen und Patienten errichtet werden, im Rahmen dessen Daten unterschiedlichster Krankheitsverläufe gesammelt werden.

Ich bin zuversichtlich, dass bei dieser und weiteren Studien Ergebnisse erzielt werden, um weltweit diese Epidemie unter Kontrolle zu bekommen und die Folgeerkrankungen durch das Epstein-Barr-Virus einzudämmen – seien auch Sie guten Mutes.

Angst vor dem EBV wird in vielen Büchern und Artikeln verbreitet. Ich persönlich halte das in den meisten Fällen für überzogen. Die Sterberate durch das Virus ist minimal und nur in Kombination mit schlechter medizinischer Versorgung und anderen, sehr schweren Krankheiten oder Immundefiziten dokumentiert. Weiterhin ist bekannt, dass EBV selten alleiniger Urheber schlimmer Erkrankungen ist. Dies zeigt die Tatsache, dass Millionen Erkrankte keine der genannten Folgeerkrankungen bekämpfen müssen, da sie tatsächlich – wie der Mythos sagt – nach einmaliger PDF-Erkrankung ihr Leben lang keiner erneuten Erkrankung unterliegen. Ich selbst habe auch 20 Jahre nach meiner Expedition ins Krankenhaus keine Beschwerden, obwohl ich einen recht starken Ausbruch hatte.

Einen weiteren, sehr hellen Lichtblick bieten die Erkenntnisse des vergangenen Jahrzehnts: Man weiß nun um die Diversität der Erreger und kann bereits einige Stämme identifizieren und diesen Folgen zuordnen, so dass einerseits die Früherkennung verbessert und entsprechende Vorkehrungen getroffen werden können, andererseits aber auch Impfstoffe gezielt auf bestimmte genetische Bausteine der Viren geschaffen werden können, was wiederum die weltweite Krebsrate verringern wird.

Weiterhin arbeiten die Forscher der IMMUC-Studie auch an einer Transplantationsmethode, um gesunde T-Helferzellen bei Patienten mit stark geschwächtem Immunsystem einzusetzen. Dabei liegt die Priorität vorerst bei Leukämie-Patienten, sollte sich allerdings diese Transplantationsweise als durchführbar erweisen, so wären zahlreiche Erkrankungen, vielleicht auch Autoimmunerkrankungen, heilbar.

Sie haben nun die notwendigen Informationen erhalten, um sich zu wappnen und Anzeichen zu erkennen. Sie wissen auch, wie Sie sich und Ihre Angehörigen versorgen können, um die akute Phase zu lindern und möglichst kurz und folgenfrei zu halten. Ebenfalls konnte ich Ihnen zeigen, dass die Regierung dieses

Virus so ernst nimmt, dass Fördergelder in Millionenhöhe in die Forschung für einen Impfstoff und für Heilmethoden fließen. Vor kurzem wurde veröffentlicht, dass dieser entwickelte Impfstoff in die nächste Phase geht und nun getestet wird, ob und wie er sich in großen Mengen herstellen lässt. Der nächste Schritt wird bis 2021 erwartet.

Sofern Sie oder einer Ihrer Lieben mit dem Epstein-Barr-Virus zu kämpfen haben, seien Sie versichert, dass die schwere Phase spätestens in einigen Wochen vorbei ist und das Leben mit sehr hoher Wahrscheinlichkeit ohne Einschränkungen weitergehen kann.

Achten Sie besonders gut auf sich!

Literatur und Quellen

Allgemeine Informationen und Übersichten

- Auerwald, Martin: „Alles zum Epstein-Barr-Virus (EBV) und warum 98 % der Menschheit infiziert ist“, https://autoimmunportal.de/epstein-barr-virus/, zuletzt besucht am 04.12.2019.
- Nesterenko, Sigrid: „Das unterschätzte Epstein Barr Virus. Was tun bei einer chronischen Infektion?“, Krusenhagen 2018.
- Rehberg, Carina: „Herpes – Was tun?“, https://www.zentrum-der-gesundheit.de/herpes.html, zuletzt besucht am 15.12.2019.
- Sivga, Ferah: Darmsanierung: „Wie stelle ich mein Darmgleichgewicht wieder her?“, https://www.bio-apo.de/ratgeber/verdauung/darmsanierung/, zuletzt besucht am 14.12.2019.

Interviews

- Bergmann, Zahra (im Interview von GermanGoesRaw): „Ärztin Zahra Bergmann - Epstein-Barr-Virus, Temperamente-Lehre, Zirbeldrüse, Rohkost-Säfte, vegan“, https://www.youtube.com/watch?v=M9uCD-8eaMA, zuletzt besucht am 03.12.2019.
- Bergmann, Zahra (im Interview von GruenUndGesund.de): „Epstein Barr Virus (EBV) #1 - Wie man Viren los wird - Interview mit Ärztin Zahra Bergmann“, https://www.youtube.com/watch?v=7dhlBAioq1Y, zuletzt besucht am 02.12.2019.
- Bergmann, Zahra (im Interview von GruenUndGesund.de): „Epstein Barr Virus (EBV) #2 - Wie man Viren los wird - Interview mit Ärztin Zahra Bergmann“, https://www.youtube.com/watch?v=y_5vRcpXHb0, zuletzt besucht am 02.12.2019.
- Bergmann, Zahra (im Interview von GruenUndGesund.de): „Epstein Barr Virus (EBV) #3 - Wie man Viren los wird - Interview mit Ärztin Zahra Bergmann“,

https://www.youtube.com/watch?v=rxXqn7YIvEg, zuletzt besucht am 02.12.2019.

Medizinische Berichte

- Aerztezeitung.at: „Pfeiffersches Drüsenfieber" in: Österreichische Ärztezeitung Nr. 21, https://www.aerztezeitung.at/archiv/oeaez-2012/oeaez-21-10112012/pfeiffersches-druesenfieber-lymphadenopathie-tonsillitis.html, zuletzt besucht am 01.12.2019.
- Aerztezeitung.de: „Epstein-Barr. Protein macht das Virus unsichtbar", https://www.aerztezeitung.de/Medizin/Protein-macht-das-Virus-unsichtbar-248587.html, zuletzt besucht am 14.12.219.
- Aerztezeitung.de: „Multiple Sklerose. Neue Belege dafür, dass Viren MS verursachen", https://www.aerztezeitung.de/Medizin/Neue-Belege-dafuer-dass-Viren-MS-verursachen-367173.html, zuletzt besucht am 14.12.219.
- Aerztezeitung.de: „Virusprotein BNRF1 Wie Epstein-Barr-Viren Krebs auslösen können", https://www.aerztezeitung.de/Medizin/Wie-Epstein-Barr-Viren-Krebs-ausloesen-koennen-296179.html, zuletzt besucht am 01.12.2019.
- Aerztezeitung.de: „Warum die Viren manchmal Krebs auslösen und manchmal nicht", https://www.aerztezeitung.de/Medizin/Warum-die-Viren-manchmal-Krebs-ausloesen-machmal-nicht-268784.html, zuletzt besucht am 10.12.2019.
- Bundesministerium für Bildung und Forschung: „Epstein-Barr-Virus: Von harmlos bis folgenschwer", https://www.gesundheitsforschung-bmbf.de/de/epstein-barr-virus-von-harmlos-bis-folgenschwer-7238.php, zuletzt besucht am 21.11.2019.
- Deutsche Zentren der Gesundheitsforschung: Jahresbericht 2016, https://www.medizinkontext.de/wp-content/uploads/2017/10/DZIF-JB-2016_D_barrierefrei.pdf, zuletzt besucht 14.12.2019.

- Deutsche Zentren der Gesundheitsforschung: Jahresbericht 2018, https://www.dzif.de/system/files/document/DZIF-JB18-WEB-barrfrei-DE-2019-10-18.pdf, zuletzt besucht 14.12.2019.

- Deutscher Bundestag: Drucksache 19/10123, http://dipbt.bundestag.de/dip21/btd/19/101/1910123.pdf, zuletzt besucht am 05.12.2019.

- Li, Z., Tsai, M., Shumilov, A. *et al.*: „Epstein–Barr virus ncRNA from a nasopharyngeal carcinoma induces an inflammatory response that promotes virus production.“, in: *Nat Microbiol* **4,** 2475–2486 (2019) https://www.nature.com/articles/s41564-019-0546-y, zuletzt besucht am 10.12.2019.

- Rei: „Neue Impf-Strategie gegen Eppstein-Barr-Viren“, https://www.dkfz.de/de/presse/pressemitteilungen/2019/dkfz-pm-19-02-Neue-Impf-Strategie-gegen-Epstein-Barr-Viren.php, zuletzt besucht am 01.12.2019.

- Roche.de: „Herpes“, https://www.roche.de/diagnostics/krankheiten-erkennen/infektiologie-virologie/herpes/index.html, zuletzt besucht am 02.12.2019.

Lexika, Statistiken und ähnliches

- Euroimmun.de: Epstein-Barr-Virus. Testsysteme zum Nachweis von EBV-Infektionen, https://www.euroimmun.de/documents/Indications/Infections/Epstein-Barr-virus/EI_2791_I_DE_A.pdf, zuletzt besucht am 12.12.2019.

- Ibl-international.com: Epstein-Barr virus EA IgG ELISA, https://www.ibl-international.com/de_de/epstein-barr-virus-ebv-ea-igg, zuletzt besucht am 12.12.2019.

- Laborlexikon: „EBV-Antikörper“, http://www.laborlexikon.de/Lexikon/Infoframe/e/EBV-Antikoerper.htm, zuletzt besucht am 06.12.2019.

- Zentrum für Krebsregisterdaten: „Krebs gesamt“, https://www.krebsdaten.de/Krebs/DE/Content/Krebsarten/Krebs_gesamt/krebs_gesamt_node.html, zuletzt besucht am 09.12.2019.

- Zentrum für Krebsregisterdaten: „Krebs in Mundhöhle und Rachen“,
https://www.krebsdaten.de/Krebs/DE/Content/Krebsarten/Mundhoehle_Rachenkrebs/mundhoehle_rachen_node.html, zuletzt besucht am 09.12.2019.
- Zentrum für Krebsregisterdaten: „Morbus Hodgkin (Hodgkin Lymphom),
https://www.krebsdaten.de/Krebs/DE/Content/Krebsarten/Morbus%20Hodgkin/morbus%20hodgkin_node.html, zuletzt besucht am 09.12.2019.

.